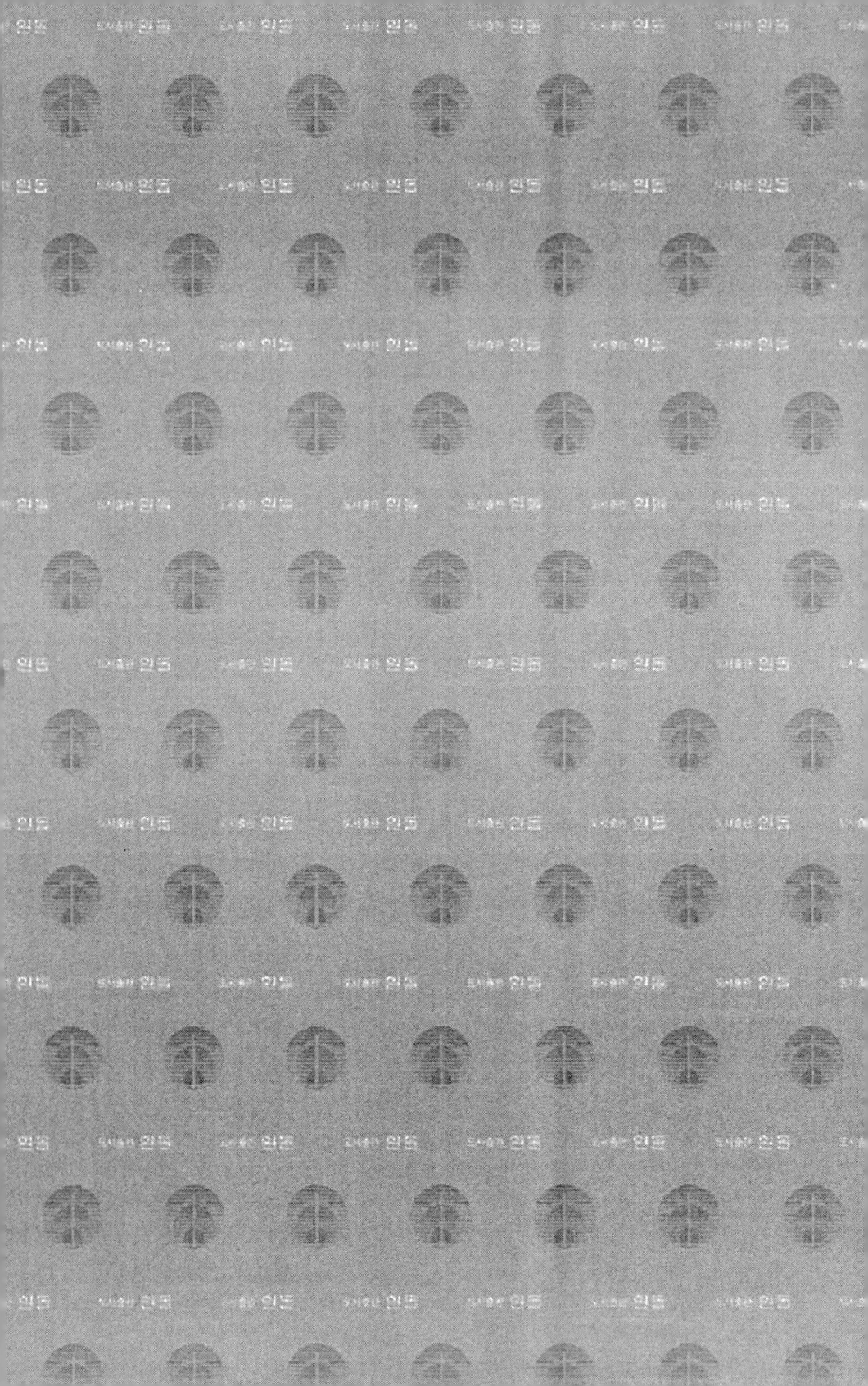

항산화 수소수
질병 치료 메커니즘

"네 하나님 여호와를 섬기라 그리하면 여호와가 너희의 양식과 물에 복을 내리고 너희 중에서 병을 제하리니"(출23:25)
(❶ 양식 : 항산화 식품 ❷ 물 : 수소수의 항산화 효과)

서 문

본서는 수소에 대한 이해를 바탕으로 수소수 질병 치료의 확실한 메커니즘을 알리기 위한 의도에 따라 집필된 책이다.

본서 이전에 집필된 수소 의학 연구 저서 시리즈 중 첫째 의학 연구 저서인 [암 정복 수소 의학 에센스]는 수소 의학을 통해 암까지도 충분히 정복할 수 있다는 것을 세상에 알리고 이를 통해서 암이란 절망의 벽 앞에서 힘겨워하는 사람들에게 소망을 주기 위해 집필하였다. 본서는 이같은 수소수 치료 메커니즘이 무엇인지를 근원부터 상세히 밝히기 위해서 저술한 책이다.

본서 전체 내용이 어떠한 방식으로 구성되는지는 목차를 통해 확인할 수 있다. 하지만 이것이 어떤 방식으로 전개되었는지를 서문에서부터 밝혀 독자들의 이해를 돕고자 한다.

먼저 본서 서론격인 '들어가기'에서는 수소 의학 창시자인 하야시 히데미쯔 박사가 현대의학의 근원적 한계를 지적한 내용과 더불어 수소수를 연구하게 된 배경을 소개하였다. 이로써 수소수의 항산화 효과와 질병 치료 메커니즘이 세상에 얼굴을 드러낸 배경이 무엇인지를 다루었다.

그에 이어지는 '一. **수소수의 연구 역사**'에서는 수소를 역사적으로 처음 발견한 시점부터 수소수의 중요성을 인식하게 된 과정, 그리고 수소수를 통한 질병 치료를 누가 어떻게 시작하고 발전시키고 확산시켰는지를 다루었다.

'二. **활성산소가 노화 질병 죽음을 초래함**'에서는 모든 질병의 원인이며 암과 염증과 노화 등 건강과 관련한 모든 문제의 원흉이라 할 수 있는 활성산소 문제를 다루었다. 활성산소가 어떻게 생겨나고 어떻게 우리 몸을 망가뜨리는지 등을 다루었다.

'三. **항산화효소, 항산화제, 수소수의 활성 산소 제거 능력**'에서는 모든 질병의 원인인 활성산소를 해결하는 세 가지 대안을 다루었다. 항산화효소와 항산화제도 물론 활성산소를 제거하지만 이들은 한계가 있다. 항산화효소의 경우 인체에서 자연스럽게 생산되지만 20대 이후 점차 줄어들어 노년에 접어들면 나오지 않는다. 항산화제의 경우 외부에서 공급받을 수 있는 것이다.
하지만 활성산소를 완전히 제거하지 못하며 부작용을 일으키기도 한다. 이 모든 문제를 해결하는 것이 바로 수소수이다. 이 단락에서는 수소수가 어떻게 활성산소를 제거하는지를 다룸으로써 수소수 질병 치료의 메커니즘이 확실하다는 것을 밝혔다.

'四. 수소수 질병 치료 핵심 메커니즘'에서는 수소 의학이 양자역학적으로도, 열역학적으로 확실하게 입증된다는 사실을 다루었다. 다른 한편 기독교 신학에서 일반계시 영역인 과학과 의학이 특별계시 영역인 성경과도 일치한다는 것, 수소 의학이 과학의 지지만 아니라 성경에 충분한 근거가 있다는 것 또한 다루었다.

'五. 수소수 질병 치료 메커니즘 실제적 입증'에서는 수소수로 질병을 치료한 실제적인 사례들을 소개하였다.
이 단락에서는 먼저 수소수로 질병 치료가 어떻게 가능한지 핵심 세 가지 효능을 먼저 소개하고 전세계 곳곳에서 학자들, 연구자들이 병원과 연구소에서 그 치료 효능을 확인하고 임상 결과를 발표한 것을 소개하였다.
그에 더하여 필자 자신이 안고 있던 여러 건강상 문제들이 숫자로, 표면으로 드러날 정도로 뚜렷하게 치료 받은 증거와 필자 주변의 지인들이 질병 치유 받은 사례를 소개하였다.

마지막 나가는 글에서는 질병 치료와 긴밀하게 연관하여 건강을 지키는 기본이 되는 '항산화제, 항산화 음식, 항산화 삶' 등 항산화를 생활화하는 습관을 다루었다. 이로써 건강한 삶을 지키는 방향을 제시하였다.

수소 의학은 1985년 하야시 히데미쯔 박사(암 전문의)가 창시한 이래 점점 더 많은 학자들이 연구하여 과학적, 임상적 확실성을 공고히 하고 있다. 2025년 현재 전세계적으로 수소수, 수소 의학에 관한 논문이 2,000여편 가까이 발표되었고 해마다 200편 가까운 논문이 추가적으로 발표되고 있다. 본서는 이들 논문들 중 가장 잘 알려진 논문을 적극 활용하여 그 내용들을 여러 맥락에서 소개하였다.

모쪼록 본서가 수소수의 질병 치료 메커니즘을 이해하는데 확실한 가이드가 되길 바란다. 이를 많은 이들이 알게 됨으로 질병으로 고통받는 사람들, 암과 같은 중병으로 절망하는 이들이 치료의 소망을 간직하고 질병 없는 삶을 살게 되기를 바라마지 않는다.

2025년 6월 23일
저자 이광복

목 차

서 문 ··· 5

들어가기 : 수소 의학 창시자 하야시 히데미쯔의 현대 의학의 근원적
한계 지적 ·· 13

一. 수소수의 연구 역사 ·· 23

1. 수소의 기본 이해 ·· 25
2. 수소와 수소수 연구 역사 ·· 29
3. 수소수 전기분해 기술 탄생과 대중화 ···················· 39

二. 활성산소가 노화 질병 죽음을 초래함 ························ 51

1. 활성 산소의 해악 ··· 53
2. 활성산소로 인한 질병과 죽음의 과정 ···················· 61
3. 생명 유지 과정에서 수소수는 활성산소 문제 해결 핵심임 ····· 73

三. 항산화효소, 항산화제, 수소수의 활성 산소 제거 능력 …… 87

1. 첫째, 항산화 효소가 질병의 원인, 활성 산소를 막아줌 ……… 89
2. 둘째, 항산화제는 질병의 원인인 활성산소 제거에 큰 도움을 줌 …… 97
3. 셋째, 수소수는 최고의 항산화 물질임 …………………………… 105

四. 수소수 질병 치료 핵심 메커니즘 …………………… 127

1. 필자의 수소 의학 핵심 메커니즘 ………………………… 129
2. 필자의 수소 의학 과학적 메커니즘 ……………………… 145
3. 필자의 수소 의학 성경적 메커니즘 ……………………… 163

五. 수소수 질병 치료 메커니즘 실제적 입증 …………… 183

1. 질병 치유를 가능케 하는 수소수의 3가지 효과 …………… 185
2. 수소수의 의학적 치료 실제적 입증 ………………………… 189
3. 필자와 필자 주변의 실제적 수소수 치료 사례들 …………… 197

나가기 : 건강을 지키는 3가지 축 …………………………… 225

부록. 흰돌 국제 선교 센터 핵심 사역 안내 ………………… 233

전인구원 전인치유 질병없는 삶을 꿈꾸며 새롭게 정립한
필자의 수소 의학 저서
12권 4대 분류
❶수소 의학 대표 저서 3권 ❷치유신학 저서 2권
❸인산 의학 저서 1권 ❹항산화 저서 6권

01 수소 의학 대표 핵심 저서 3권

①암 정복 수소 의학 에센스 (2025년)　②항산화 수소수 질병 치료 메커니즘 (2025년)　③초능력 수소수 질병 없는 삶 (2025년)

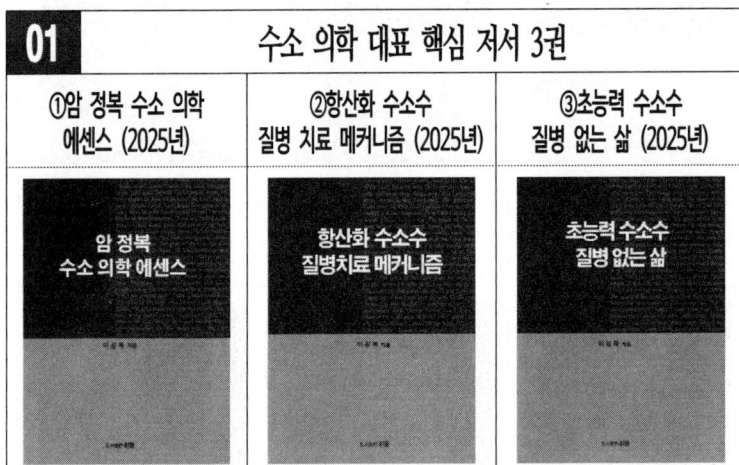

02 치유 신학 저서 2권

④성경적 치유 신학 (2015년)　⑤성경적 전인 치유 실제 (2025년)

03 인산 의학 저서 1권

⑥인산의학과 죽염 (2013년)

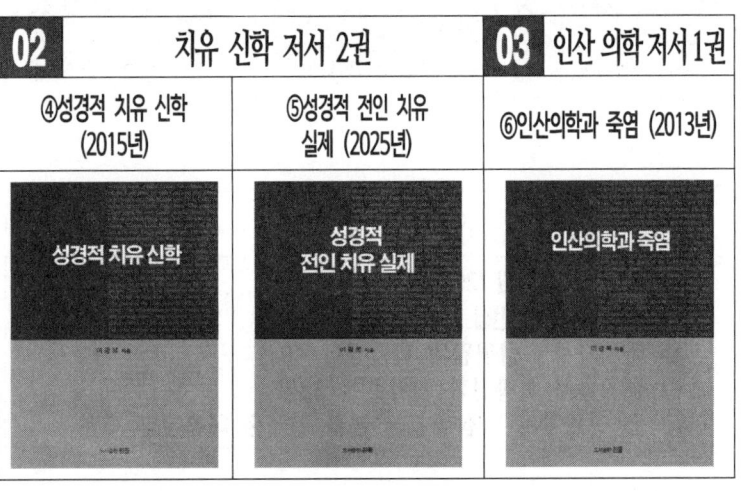

04	항산화 저서 6권		
	⑦항산화 물과 건강 (2009년)	⑧항산화 소금과 건강 (2010년)	⑨항산화 음식과 건강 (2014년)
	⑩항산화 1일 2식과 건강 (2011년)	⑪항산화 금식과 건강 (2014년)	⑫항산화 산 공기 운동과 건강(2014년)

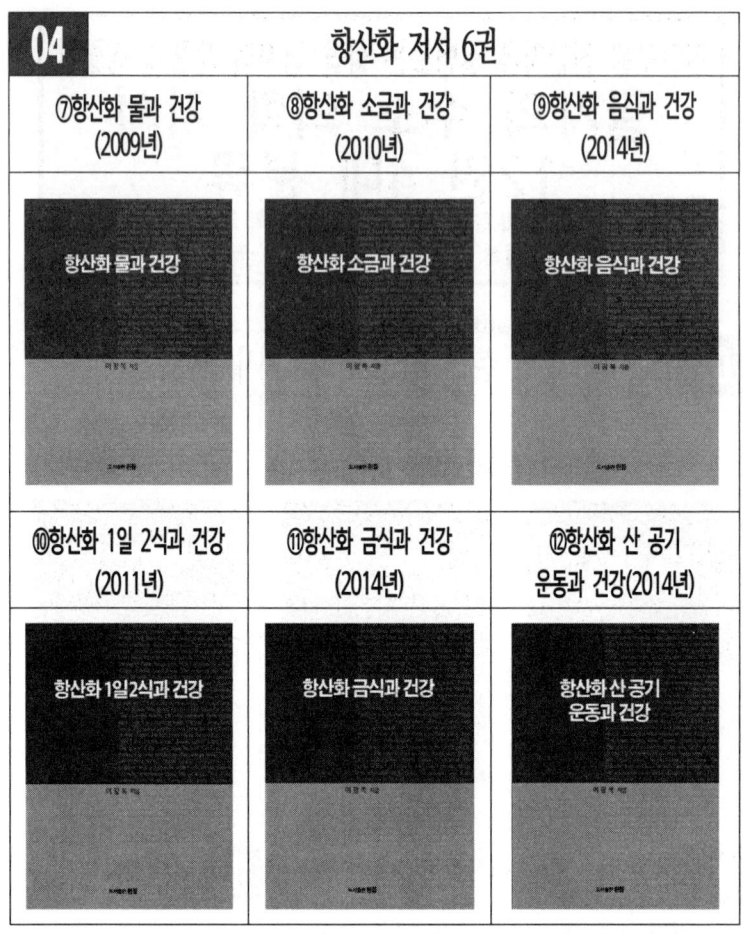

필자 저서 소개

❶ 총 저서 1,130권 (2025년 6월 현재)
❷ 삼위일체 통합 전집 200권
❸ 대표저서 : 삼위일체 과학신학 40권
❹ 삼위일체 과학신학 제자훈련 33권
❺ 총 대표저서 : '삼위일체 본질 실재론 대통일장' 3권

들어가기
수소 의학 창시자 하야시 히데미쯔의 현대 의학의 근원적 한계 지적
(장내 이상 발효를 무시하는 현대 의학의 문제점)

필자의 수소 의학 연구 저서는 총 12권이다. 이 중 3권이 수소 의학의 핵심 기초와 골격과 전모를 밝혀준다. 본서는 그 두 번째 책이다. 본서는 수소수의 치료 메커니즘과 과학적 확실성을 제시하는 데 목적이 있다.

수소 의학의 전모를 알고 그 확실성을 알고 싶다면 본서 외의 [암 정복 수소 의학 에센스]와 [초능력 수소수 질병 없는 삶] 등을 참조할 것을 권한다.

여기서는 수소 의학에 대한 독자들의 기본적 이해를 돕기 위해 하야시 히데미쯔 박사의 수소 의학에 대한 기본 주장 혹은 핵심 주장을 그대로 옮기고자 한다.

여기 소개하는 내용은 하야시 히데미쯔 박사가 저술한 [암 당뇨는 수소 풍부수로 극복할 수 있다]라는 책의 113~117쪽 내용을 필자가 5대지로 편집하고 이에 대한 필자의 설명을 추가한 것임을 밝힌다.

1. 위장 내 이상 발효는 만병의 원인임

"내가 의사 면허를 취득한 것은 1964년 4월이다. 21년 반 후인 1965년 10월 8일 후생성 약무 국장으로부터 각 시도 지사에게 통달한 약발 제763호로써 '음극액은 음용하여 위장 내 이상 발효액 개선에 유효하다.'라는 내용의 통달이 나왔다.[1] 나의 결론을 먼저 적는다면 다음과 같이 말하는 것도 과언이 아니다.
'위장 내 이상 발효는 만병의 원인이다.'
이 말은 곧 다음과 같이 표현할 수 있다.
'위장 내 이상 발효를 개선하면 만병을 극복할 수 있다.'"

하야시 박사의 이상 발효 이론은 장내 미생물과 질병의 연관성에 대해 현대 의학에서 활발히 연구되는 주제이다.[2]
모든 질병은 우리 속에서 시작된다. 먹는 음식, 그것을 소화시키는 과정에서 시작한다. 먹는 음식은 물론 우리의 생존을 위해 반드시 필요하다. 음식은 우리가 생활하는 데 필요한 에너지를 공급하고 각종 대사 작용에 필요한 영양소를 공급한다. 하지만 모든 음식이

---

[1] 필자 주 : 일본의 '후생성'은 한국의 보건복지부로 이해하면 된다. 그러므로 이는 수소수를 음용한 것이 위장 내의 이상 발효 개선에 도움을 준다는 것을 일본 의료 산업을 관장하는 국가 기관에서 공인해주었다는 것을 의미한다.
[2] 필자 주 : 실례로 세계 대학 30-40위권의 캐나다 브리티시컬럼비아 대학교 (University of British Columbia) 미생물학 및 면역학 연구자들인 인나 세키로브(Inna Sekirov), 섀넌 러셀(Shannon L. Russell) 등이 생리학 및 의학 분야에서 최고 수준의 학술지 중 하나인 '생리학 평론(Physiological Reviews)'이란 저널에 게재한 '건강과 질병에서의 장내 미생물군(Gut Microbiota in Health and Disease)'이란 논문에서는 장 내 미생물 군집이 소화, 면역, 대사 과정에 중요한 역할을 하며, 미생물 불균형이 염증성 장 질환, 비만, 당뇨병, 심지어 정신질환과 관련이 있을 수 있다고 설명한다.

100% 위나 장에서 흡수되고 그것이 우리 몸 건강에 활용되는 것이 아니다. 그렇게 섭취한 음식물들 중 상당 부분은 여러 문제를 일으킨다. 실례로 우리 위와 장에는 여러 미생물들이 살고 있는데 이들 미생물들은 음식물을 소화하고 유익한 물질을 만들지만 음식물을 제대로 흡수하지 못할 경우 몸에 질병을 일으키는 유해 균을 폭증시키거나 독성 물질을 만들기도 한다. 이를 통칭하는 말이 바로 '위장 내 이상 발효'이다.

수소수 연구 창시자 하야시 히데미쯔 박사의 기본 주장은 바로 이 문제가 해결되어야 건강의 기본을 바로 잡는다는 것이다. 본서 항산화 수소수 질병 치료 메커니즘의 출발점도 바로 이 같은 하야시 박사의 주장과 같은 자리에서 시작한다.

2. 장 내 이상 발현으로 니트로소아민[3] 등 발암 물질의 생성됨

"그럼 이상과 같이 결론짓는 논리를 말하겠다. 위장 내 이상 발효란 입으로 섭취한 음식물이 장내 미생물에 의해서 부패하는 현상이다. 즉 장 내 미생물에 의해서 황화수소, 암모니아, 히스타민, 인돌, 페놀, 스카톨, 니트로소아민 등 부패성 대사 산물이 생성되는 현상을 의미한다. 여기서 명기해야 할 것은 이들 부패성 대사 산물이 모두 병원성 또는 발암성을 가지는 물질이라는 사실이다. 따라서 위장 내 이상 발효를 방치하는 것은 소화관 내에 있어서의 이

---

[3] 필자 주 : 니트로소아민은 주요 발암 의심 물질 중 하나로, 간이나 소화기관 등에서 암을 발생시키는 물질이다.

들 병원성 나아가 발암성 물질의 생산을 방치하는 것을 의미하는 것이다. 이는 현대 의학에 있어서의 대암 대책이 거의 과학의 이론에 상응하지 않는 형편없는 것임을 시사하고 있다고 하겠다. 왜냐하면 현재의 암 대책은 모두 위장 내 이상 발효가 가지는 치명적 의의를 무시하고 있다고 할 수 있기 때문이다."

<u>하야시 박사의 이 같은 주장은 관련된 여러 연구를 통해 충분히 뒷받침된다. 몇몇 사례를 소개하면 다음과 같다.</u>
<u>첫째, 미국 국립암연구소(National Cancer Institute)에서도 같은 주장을 펼친다.</u> 4)
<u>둘째, 세계 최대 규모이며 세계 최고의 암센터로 평가받는 미국 텍사스 대학교 MD 앤더슨 암센터(University of Texas MD Anderson Cancer Center)에서도 같은 주장을 펼친다.</u> 5)

지면상 두 가지 사례만 제시하였으나 이외에도 하야시 히데미쯔

---

4) 해당 연구소 연구원인 윌리엄 리진스키(William Lijinsky) 박사가 '환경 건강 전망(Environmental Health Perspectives)'이란 학술지에 1999년 게재한 "니트로소아민: 인간에 있어서 잠재적 환경 발암 물질(Nitrosamines as Potential Environmental Carcinogens in Man)"이란 제목의 논문이 있다. 이 논문은 장내 환경이 발암 물질 생성에 영향을 미친다는 것을 연구한 내용으로 거기서 생성된 니트로소아민이 간암, 위암, 식도암 등 소화기계 암과 밀접한 관련이 있음을 밝히고 있다.

5) 해당 연구소 연구자인 고팔라크리슈난(V. Gopalakrishnan), 헬밍크(B. A. Helmink) 등이 2018년 '암 저널(Cancer Journal)'에 개재한 "장내 미생물군과 암 예방 및 치료에서의 역할(The Gut Microbiome and Its Role in Cancer Prevention and Therapy)"이란 논문도 있다. 해당 논문에서 연구자들은 장내 미생물 군집이 면역 체계와 암 발생에 중요한 영향을 미친다는 것을 밝히고 있다. 즉 건강한 장내 미생물 환경은 염증을 줄이고 발암 물질의 생성을 억제할 수 있으며, 반대로 미생물 불균형은 독성 대사 산물의 증가로 암 위험을 높일 수 있다고 밝힌다.

박사의 주장은 여러 증거들을 통해 입증할 수 있다. 하지만 하야시 박사의 주장처럼 현대 의학은 암의 원인을 깊이 파고들기보다 치료(항암제, 수술)에 더 무게를 두고 있다. 이는 매우 안타까운 사실이라 아니할 수 없다.

3. 이상 발효 방치는 상류 오염을 무시한 채 하류 오염만 개선하는 의미임

"이상 발효를 방치해 둔 채로 진단하고 치료한다는 것은 마치 상류 오염을 무시한 채로 하류 오염 개선을 도모하는 것과 같은 행위라 하겠다. 이와 같은 행위는 이미 과학의 이름에 상응하지 않는 행위라 할 수밖에 없다. 왜냐하면 하류 오염의 원인은 상류 오염에 있기 때문이다. 하류 오염이란 상류 오염의 결과에 지나지 않는다고 할 수 있기 때문이다. 현대 의학은 하류에 수술, 투약, 방사선 요법을 되풀이하는 수단에 지나지 않는다고 할 수 있다."

필자는 하야시 박사의 주장에 대해 전적으로 동의한다. 아마도 이 책을 읽고 있는 이들 중에 실제 암에 걸렸거나 가까운 지인들 중 암에 걸린 이들이 있다면 하야시 박사의 말을 그냥 지나칠 수 없을 것이다.

현대 의학의 최고 권위자들도 이 문제에 대해 심각한 우려를 표명하고 있다.[6)]

---

6) 실례로 미국 사립 명문 대학인 다트머스 의과대학(Dartmouth Medical School) 약리학 및 독성학 명예교수인 마이클 스폰(Michael B. Sporn), 카

다른 한편 하야시 박사의 현대 의학의 문제점에 대한 비판은 현대 의학에서 암 치료의 부작용과 후유증을 사실상 '감수해야 할 대가'로 받아들이는 현실에도 적용된다. 사실 암 수술, 항암제, 방사선 요법은 암세포를 제거하는 데 효과적일 수 있지만, 환자의 삶의 질을 떨어뜨리는 부작용(메스꺼움, 탈모, 면역 저하)과 후유증(장기 손상, 만성 피로 등)을 동반한다.

그럼에도 현대 의학은 딱히 대안이 없으므로 환자와 환자 가족들은 암 수술 - 항암 치료 직전 의사에게서 환자에게 수술 전후로 예상되는 부작용, 후유증, 위험성 등의 설명을 듣고 이를 그대로 울며 겨자 먹기식으로 동의하며 수술 후에는 그 모든 고통스러운 상황을 마주하게 된다. 이 얼마나 끔찍한 일이며 안타까운 현실인가?

필자가 본서를 저술한 것도 이처럼 질병 앞에 절망하는 이들에게 확실한 치료책인 항산화 수소수 질병 치료 메커니즘의 놀라운 효능을 알려서 사람들로 하여금 그 고통에서 벗어날 수 있는 길을 열어주기 위해서이다.

렌 리비(Karen T. Liby)가 2012년 의학 전문 학술지인 '의학 연례 비평(Annual Review of Medicine)'이란 저널에 "암 예방 : 분자 및 역학적 관점(Cancer Prevention: Molecular and Epidemiologic Perspectives)"이란 제목의 논문을 게재했다.

해당 발제자들은 이 논문에서 암 치료가 주로 진단과 치료(수술, 화학요법, 방사선 요법)에 집중되어 있으며, 암 예방을 위한 근본적 접근(환경적 요인, 생활 습관, 염증 억제 등)이 부족하며 하다고 지적한다. 동시에 암의 잠재적 원인을 조기에 관리하는 것이 중요하다고 강조한다. 이는 하야시 박사의 주장처럼 암의 '상류' 원인을 다루는 것이 필요하다는 점을 역설한 것이다.

4. 전해 환원수(수소수) 음용으로 자신의 당뇨병 등을 모두 고침 받았음

"나는 1985년 2월부터 전해 환원수를 음용뿐만 아니라 조리용으로도 사용하기 시작하였고 그 결과 1~2주일 후에는 나의 위장내 이상 발효가 극적으로 개선된 것을 알았다. 나는 단지 고혈압, 당뇨병, 통풍, 고지혈증, 만성 간염, 더 나아가 초기 간장암마저 의심되는 상태에 있었는데 전해 환원수 음용 반년만인 8월에는 그 증상들은 씻은 듯 사라졌다. 이러한 체험이 그 후 15년에 걸치는 나의 행동을 결정했다고 할 수 있다."

이상 하야시 박사의 주장은 수소수가 단순한 식수가 아니라 활성산소를 제거하고 신체의 산화-환원 균형을 회복하여 근원적 질병을 해결하는 강력한 의학적 효능이 있음을 역설하는 내용이다.

2007년 도쿄 의대 오타 시게오 박사는 "수소수의 선택적 항산화작용"에 대한 논문을 세계 최고의 권위를 가진 의학 학술지인 네이처 메디슨지(Nature Medicine)에 발표하였다. 오타 박사의 주장대로 수소 분자(H_2)는 크기가 작아 세포막과 혈액뇌장벽을 쉽게 통과하며, 세포 내에서 온갖 질병을 초래하는 독성 활성산소를 선택적으로 제거한다는 사실이 밝혀졌다. 우리 몸의 모든 질병의 원인은 활성산소이다. 활성산소는 세포를 손상시키고 염증을 유발하여 질병과 노화를 일으키는 원흉이다. 활성산소를 제거하고 우리 몸의 질병을 막는 것을 통칭하여 '항산화제'라고 칭한다. 즉 활성산소는 우리 몸의 산화를 일으키는데 수소는 이 같은 산화를 막아선다는 것이다. 이처럼 하야시 박사는 수소수의 항산화 효과에 대한 깊은 이해와 더불어 자신이 체험한 것을 통해서 수소수의 치료 효과를 확신하게 되었다.

필자도 그렇다. 필자는 40년간 성경을 연구했다. 성경만 아니라 과학과 의학도 연구했다. '물'만도 20년 넘게 연구해왔다. '수소수'를 알기 전에도 직간접적으로 물과 관련한 저서를 3권이나 집필하였다.

이후 2016년 이후부터 근 10년 동안 과학의 모든 분야를 연구하였다. 우주물리학, 양자역학, 열역학, 초과학, 대통일장 이론 등에 이르기까지 모든 과학 이론들을 이해하고자 힘썼다. 그리고 수소수를 알게 되었으며 하야시 히데미쯔 박사의 놀라운 이론을 접하게 되었다.

지금까지 연구한 모든 연구들, 성경과 과학, 의학 등 모든 이론들을 통합 융합적으로 살피고 궁리하였다. 하야시 박사의 모든 주장은 틀림없는 사실이고 질병의 원인을 본질적으로 해결하는 확실한 이론이었다. 필자도 가지고 있던 여러 질병들이 수소수를 음용하고 수소수로 세수하는 과정에서 상당 부분 개선되거나 완치되었다. 필자 주변에서도 자기 자신, 그리고 가족들의 치료 사례들을 알려주는 이들이 늘고 있다.

그래서 이를 힘써 전하고자 한다. 본서는 이를 알리고자 함이다. **수소수 질병 치료의 확실한 메커니즘을 밝히고 알려서 사람들을 고통스럽게 하고 불안하게 하는 건강과 질병 문제에 확실한 대안을 제시하고 질병 없는 삶을 살 수 있도록 하기 위함이다.**

5. 전기분해 수소수 연구는 일본이 독자적임

"특기해야 할 것은 전기분해에 의해 물을 개선한다는 발상 및 장치 자체는 일본에 독자적인 것이며 다른 외국에서는 볼 수 없다는 사실이다. 연구 발표를 위해 나는 과거 영국과 미국을 방문했지만, 그 나라들에는 이와 같은 종류의 기기가 없다는 것을 알게 되었다. 전해 환원수 생성 장치는 일본이 세계에 자랑할 만한 발명이며 또 시라하타 논문의 등장은 그것이 세계에 자랑할 만한 발견이라는 것을 뒷받침하고 있다. 또한 일본인에 의한 발명 발견이 널리 세계 인류에 공헌하게 될 것이다."

여기서 하야시 히데미쯔 박사가 말하는 '시라하타 논문'이란 1997년 미국의 국제적인 생물학 연구지 BBRC에 게재된 "전해 환원수는 활성산소종을 제거하고 DNA를 산화 손상으로부터 보호한다"라는 논문으로 전해 환원수(수소수)의 생리 활성 효과를 체계적으로 분석한 최초의 사례이다.

이 논문 이후 수소 의학은 학문적 신뢰성을 높이게 되었고 이후 여러 연구자들, 그리고 학술 단체, 의료 기관에 의해 수소수의 의학적 효과를 검증하는 연구 및 실험이 연이어 이루어졌다. 현재

제출된 논문만도 2,000여편(2025년 기준, 챗 GPT) 가량 발표되었고 해마다 200편 가까이 증가되고 있다. 이 모든 연구들은 일관적으로 하야시 히데미쯔 박사의 수소수에 관한 이론과 주장의 확실성을 뒷받침해주었다.

하야시 박사는 '수소수 연구'를 통해 '질병 없는 세상'을 꿈꾼다고 하였다. 그의 꿈은 결코 허상도 신기루도 아니다. 수소수를 통해 충분히 현실이 될 수 있다. 수소수를 알게 되고 그 놀라운 의학적 효능을 알게 되면 이를 한 목소리로 지지하며 감사하게 될 것이다.

필자는 이 같은 수소수 연구의 창시자요, 개척자인 하야시 박사의 연구와 일본학자들의 선구자적 연구에 깊은 감사를 표하며 아낌없는 찬사를 보낸다.

수소 의학은 의학적으로, 과학적으로, 그리고 성경적으로도 확실한 근거를 갖고 있다. 수소 의학은 현대 의학에 혁명적이며 확실한 대안이다. 단적으로 말해 수소, 수소수는 초능력을 품고 있다.

로마서 1장 20절은 "만물 가운데 하나님의 능력과 신성"이 분명히 보여 알려졌다고 하였다. 수소와 수소수의 세계를 보면 이 말씀을 더욱 뚜렷이 알 수 있다. 이를 알게 하고 열어준 하야시 히데미쯔 박사에게 다시금 깊은 감사를 표한다. 아울러 수소수에 담겨진 놀라운 세계, 거기 담겨진 확실한 치료의 메커니즘을 알리고자 한다.

一. 수소수의 연구 역사

수소 의학 핵심 3가지

1. 수소수의 질병 치료 학자들 주장

1) "21세기에는 대다수 사람들이 질병 없는 세상을 만들 수 있다는 확신을 가질 수 있다." (하야시 히데미쯔 수소수 연구 창시자)
2) "수소수의 효능이라면 질병 치유는 아무 것도 아니다."(사라하타 사네타카 규슈대 교수)
3) "수소수는 텔로미어 길이 감소를 억제하며 노화를 방지해준다."(이규재 연세대 교수)

2. 수소수의 성경적 근거

1) 수소 근거 = 창1:2, '수면'
2) 수소수 치료 근거 = 베데스다 못 물이 움직일 때 낫지 않는 병이 없음(요5:2-4)
3) 수소수 질병 없는 삶 근거 = 물로 병을 제함(출25:23 ㉲ '쑤르' '끝나다, 떠나다' 의미)

3. 활성산소 핵심

1) 활성산소가 질병의 원인 = 하야시 박사 100%, 존스 홉킨스 의과대학 90%
2) 활성산소 역할 = ①산화 ②염증 ③암과 질병 ④노화 ⑤죽음
3) 활성산소 제거 = ①항산화 효소(△) ②항산화제·항산화 식품(△) ③수소만 완전 제거(O)

엔트로피 = ①산소 세포에서 전자강탈 ▶②마찰열 ▶③원자쓰레기 ▶④산화 ▶⑤염증 ▶⑥질병 ▶⑦죽음
수소 명칭 = ①헨리 케번디시가 1766년 발견 ▶②앙투안 라부아지에 (화학의 아버지) 1783년 '수소' 명명

흰돌 수소 의학 건강 연구소
(전인구원 전인치유 : 질병 없는 삶)

1. 성경적 근거

① 양식과 물에 복을 내려 병을 제함 (출23:25)
② 베데스다 못 모든 병을 고침 (요5:2-4)
③ 생명수 강 좌우 나무 잎사귀가 만국을 치료함 (계22:1-2)

2. 수소 의학 창시자 하야시 히데미쯔 박사가 말하는 수소 풍부수의 효과 핵심

"평소에 수소가 풍부한 물을 마시고 있다면 병에 걸릴 일은 거의 없다. 평소에 보통 물을 마시고 있는 사람은 언제든지 병에 걸릴 확률이 높다. 투병 중에 수소가 빠져나간 물을 마신다면 병이 개선되기를 기대하는 것은 힘들다. 투병 중인 사람이 수소가 풍부한 물을 마신다면 병이 빨리 개선된다." (하야시 히데미쯔 [수소 풍부수] 202쪽 중에서)

3. 수소수 연구 권위자 시라하타 사네타카 박사(규슈대 교수)가 말하는 암세포에 대한 수소수의 놀라운 작용

"암 세포는 무한대 수명을 가진 난폭한 세포이다. 수소수는 암세포 증식을 억제하여 수명이 한정된 세포로 바꾼다. 암세포의 전이 침윤 및 새로운 혈관 생성을 억제한다. 종양의 면역을 활성화한다. 백혈병 세포를 정상 세포로 분화 유도한다." (시라하타 사네타카 [힐링 워터] 110쪽 중에서)

1. 수소의 기본 이해

"땅이 혼돈하고 공허하며 흑암이 깊음 위에 있고 하나님의 영은 **수면** 위에 운행하시니라"(창1:2) ('수면'은 최초 수소임)

1) 수소는 우주 최초의 원소이며 빅뱅 직후부터 만들어졌다.

<u>수소는 우리가 살고 있는 우주가 처음 시작된 순간, 즉 빅뱅이라는 거대한 폭발 직후 가장 먼저 만들어진 아주 특별한 원소이다.</u> 물리학자들은 빅뱅 직후 우주는 너무나 뜨겁고 모든 것이 뒤죽박죽이었다고 한다. 그래서 빛조차 빠져나갈 수 없을 정도였다고 한다. 이렇게 우주가 극도로 뜨겁고 혼잡한 상태에서 양성자와 중성자라는 작은 알갱이들이 생겨났고 이들이 서로 결합되어 생겨난 것이 수소이다. 원자조차도 양성자 중성자가 결합된 원자와 전자가 합쳐진 것이다. 그런데 수소는 그보다 더 단순하다. 양성자 하나와 전자로 이루어져 있다.

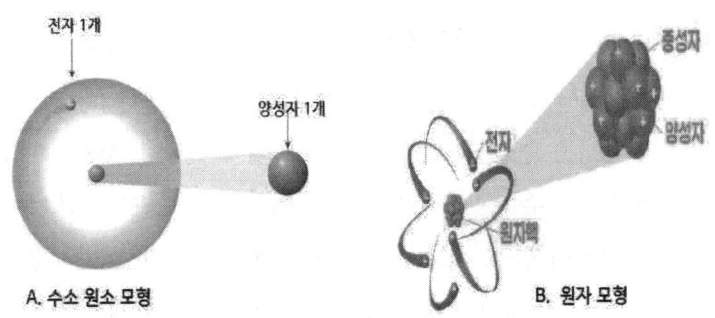

원자모형보다 단순한 수소 원소 모형

이렇게 태어난 수소는 우주의 모든 것을 만드는 가장 중요한 씨앗이 되었다. 시간이 흐르고 우주가 점점 식고 넓어지면서 이 수소 씨앗들은 서로 끌어당겨 뭉치기 시작했다. 마치 작은 먼지들이 모여 눈덩이를 만들듯이 수소는 중력이라는 힘에 이끌려 거대한 가스 구름을 형성했다. 이 가스 구름 속에서 압력과 열이 엄청나게 높아지면서 드디어 별들이 반짝이며 태어나게 되었다. 우리가 밤하늘에서 보는 수많은 별과 은하의 대부분은 이 수소로부터 시작된 것이다.

수소는 우주의 비밀을 간직하고 있다.
수소는 단순히 우주에 가장 많은 원소가 아니다. 그것은 마치 우주의 탄생과 성장의 역사를 고스란히 담고 있는 오래된 일기장과 같다. 수소는 빅뱅이 만들어낸 첫 결과물이자 혼돈스러웠던 우주 초기의 모습을 알려주는 증거이기도 하다. 동시에 별과 은하처럼 거대한 구조가 만들어지는 우주의 첫 시작, 첫걸음을 기억하는 원소이기도 하다.
쉽게 말해 수소는 과학자들이 우주가 어떻게 시작되고 발전했는지를 탐구하는 데 있어 가장 중요한 열쇠이다. 즉 모든 것의 시작과 근원을 품고 있는 신비로운 원소이다.
우리가 마시는 수소수가 가진 특별한 힘이나 건강에 좋다는 이야기도 뿌리를 거슬러 올라가면 바로 이러한 수소의 근원적인 에너지와 연결되어 있다. 이를 이해하고 전제해야 한다. 여기서부터 수소수의 치료 메커니즘의 기초를 확실하게 다질 수 있다.

2) 우주 탄생 약 38만 년 후 수소가 중성 상태로 전환되었다.

우리가 살고 있는 우주는 막 시작된 빅뱅 직후 모든 것이 너무나 뜨거웠다. 이때 수소는 우리가 아는 보통의 수소가 아니었다. 전자를 잃어버린 벌거벗은 양성자(H^+) 상태로 존재했다. 전자는 너무 뜨거워서 양성자 곁에 붙어 있을 엄두도 못 내고 따로따로 돌아다녔다. 그 때문에 우주 전체가 뿌연 안개로 가득 차 있어서 빛이 자유롭게 나아갈 수 없는 불투명한 상태였다. 우주는 빅뱅 이후 점점 팽창되는데 시간이 흐르고 우주는 점점 넓어지면서 우주의 온도 또한 서서히 식어갔다. 빅뱅 후 약 38만 년이라는 긴 시간이 지나자 우주의 온도는 충분히 내려갔다. 이때부터 그동안 혼자 돌아다니던 전자들이 양성자에게 다가가 안정적으로 결합할 수 있게 된 것이다. 벌거벗었던 수소 양성자가 전자를 만나 중성 수소 원자로 변신하게 된 것이다.

수소가 중성 원자가 되면서 우주의 상황은 완전히 달라졌다. 마치 뿌옇던 안개가 걷히고 하늘이 맑게 개듯이 우주가 갑자기 투명해졌다. 이제 빛은 더 이상 전자와 양성자에 부딪히지 않고 자유롭게 온 우주로 퍼져나가기 시작했다. 이것이 바로 우리가 '우주 배경 복사'라고 부르는 태초의 빛이다. 창세기 1장 3절의 "빛이 있으라 하시며 빛이 있었고"라는 바로 이 순간을 가리킨다.

3) 수소는 모든 물질세계의 본질적 재료가 된다.

수소가 중성 원자가 되고 태초의 빛이 나타난 것은 우주 역사에서 정말 엄청난 사건이다. 이 빛이 나타나기 전에는 우주가 너무 뜨거워서 별 같은 것이 만들어질 수 없었다. 하지만 우주가 투명해지고 식으면서 이 수소들이 모여 최초의 별을 만들고 그 별 안에서 더 무거운 원소들이 만들어지기 시작했다. 우리가 살고 있는 태양과 지구, 그리고 우리 몸을 이루는 모든 물질도 궁극적으로는 이 태초의 빛 이후의 과정을 통해 만들어진 것이다.

결국 수소는 단순히 우주에 가장 많은 원소가 아니다. 그것은 우주의 탄생과 성장, 그리고 생명이 나타날 수 있는 가능성을 열어준 결정적인 열쇠이다. 수소의 상태 변화가 없었다면, 우주는 영원히 어둡고 뿌연 상태로 남아 있었을 것이고 오늘날 우리가 아는 별과 은하, 그리고 생명체는 존재할 수 없었을 것이다. 이처럼 우주의 시작과 모든 것의 과정에 있어 너무 중요하고 결정적인 역할을 해온 수소의 경이로운 능력은 단지 우주적인 차원에만 머무르지 않는다.

규슈대학교의 시라하타 사네타카 교수는 "수소로부터 생명이 생성되었음을 감안할 때 수소가 암이나 질병을 치료하는 것을 기대하는 것은 전혀 이상한 일이 아니다"라고 단언한다. 수소는 우주의 모든 것의 근원이자 생명의 가장 본질적인 시작점이다. 그런 수소가 우리 몸의 질병을 치유한다는 것은 너무나도 당연한 결론이다.

수소 의학, 수소수 치료의 메커니즘은 바로 이 같은 우주에 존재하는 모든 것의 재료와도 같은 수소의 근본적인 힘에서 비롯된다. 그러니 여기에 얼마나 깊은 신비가 담겨 있겠는가?

2. 수소와 수소수 연구 역사

앞서 다루었듯 수소는 우주에서 가장 중요한 원소 중 하나이다. 이 작은 원소가 어떻게 우리 삶과 의학에까지 연결되었는지 그 역사를 간략히 살펴보도록 하겠다.

1) 수소의 발견 : 헨리 캐번디시, 앙투안 라부아지에

- **1766년, 헨리 캐번디시 불타는 공기 발견**
  (헨리 캐번디시(Henry Cavendish, 영국 물리학-화학자, 1731-1810)

수소 이야기는 1700년대 영국 과학자 헨리 캐번디시에서 시작한다. 그는 금속과 산을 섞는 실험을 하다가 이상한 가스를 발견했다. 이 가스는 불을 갖다 대면 활활 타올랐다. 캐번디시는 이것을 '불타는 공기'라고 불렀다. 이 '불타는 공기'가 바로 우리가 아는 수소였다.

그는 여기서 멈추지 않았다. 이 '불타는 공기'를 공기 중에서 태우니 물방울이 맺히는 것을 보았다. 이 발견은 당시 사람들이 "물은 하나의 원소다"라고 믿던 생각을 완전히 뒤집는 충격적인 사건이었다. 캐번디시는 수소와 산소가 합쳐져 물이 된다는 것을 처음으로 보여준 것이다. 이는 마치 숨겨진 물의 비밀 공식을 찾아낸 것과 같았다. 이 같은 그의 연구는 현대 화학의 중요한 첫걸음이 되었다.[7]

---
[7] 위 내용 출처: 헨리 캐번디시, "공기에 대한 실험", 런던 왕립학회 철학회보

참고로 영국 최고의 사학 명문인 케임브리지 대학 안에는 '케번디시 연구소'가 설립되어 현재도 맹활약하고 있다. 그 정도로 케번디시의 영향력은 엄청나다. 케번디시 연구소 초대 연구소장은 전자기학으로 너무도 유명한 제임스 클라크 맥스웰(James C Maxwell, 1831-1879, 영국 이론 물리학자)이다. 이곳에서는 지금까지 무려 29명의 노벨상 수상자가 배출되었다.

- **수소라는 이름의 탄생**
  (앙투안 라부아지에(Antoine Lavoisier, 1743-1794년 프랑스 화학자)

캐번디시의 발견 이후 프랑스의 위대한 화학자 앙투안 라부아지에는 이 '불타는 공기'가 하나의 독립적인 원소임을 인정했다. 그리고 이 원소에 '수소(Hydrogen)'라는 이름을 붙여주었다. '수소'라는 이름은 그리스어로 '물(하이드로, hydro)'과 '생성하다(게네스, genes)'라는 말이 합쳐진 것이다. '물을 만드는 원소'라는 뜻이다.

라부아지에는 수소를 원소로 공식 인정하며 근대 화학의 체계를 세우는 데 크게 기여했으며, 이는 또한 생명의 필수 요소인 물의 기원을 설명하는 단서가 되었다.[8]

(Henry Cavendish, "Experiments on Air," Philosophical Transactions of the Royal Society of London) 1784년 판 중에서)

8) 위 내용 출처: 앙투안 라부아지에, [화학 원론(Elementary Treatise on Chemistry)] 중에서)

이들의 연구는 수소가 생명의 근원인 물을 만드는 기본 요소로 우주와 생명의 기초를 이루는 중요한 원소라는 점을 인식하게 해 주었다. 이 면에서 너무나 큰 의미를 가진다.

2) 수소가 의학에 처음 등장하게 됨 : 말콤 돌
(말콤 돌 (Malcolm Dole, 미국 화학자, 1903-1990)
(말콤 돌은 20세기 중반에 수소의 의학적 효과를 발견함)

수소가 단순히 화학 원소가 아니라 우리 몸에도 영향을 줄 수 있다는 아이디어는 20세기 중반 미국 화학자 말콤 돌로부터 시작되었다. 그는 아주 높은 압력의 수소를 이용해서 피부암에 걸린 쥐들을 2주 동안 관찰했다. 그 결과 쥐들의 피부암 세포가 줄어드는 것을 발견했다. 돌은 수소가 몸속의 나쁜 '활성산소'를 제거하는 역할을 하여 암 치료에 도움이 될 수 있다고 주장했다.

이 연구는 1975년 유명한 과학 잡지 '사이언스(Science)' 190권에 "고압 수소 요법: 암 치료 가능성(Hyperbaric Hydrogen Therapy: A Possible Treatment for Cancer)"이라는 논문으로 발표되었다. 하지만 당시에는 수소가 질병 치료에 쓰인다는 개념이 너무나 생소했기 때문에 큰 주목을 받지는 못했다.

하지만 말콤 돌의 연구는 수소가 생물학적이고 의학적인 효과를 가질 수 있다는 가능성을 처음으로 제시했다는 점에서 매우 중요한 시작점이었다.

3) 수소수의 탄생 : 수소수 최초 연구자 하야시 히데미쯔
(하야시 히데미쯔 - 의학박사, 일본 의사 심혈관 전문의 1938~)

수소수가 오늘날처럼 주목받기 시작한 것은 일본의 의사 하야시 히데미쯔 박사의 공이다. 그는 20년 동안 의사로 일하다가 1985년부터 물이 건강에 미치는 영향에 대해 연구하기 시작했다. 하야시 박사는 일본물 연구소 소장을 맡으며 수소가 풍부하게 녹아 있는 물이 몸속의 나쁜 활성산소를 없애고 질병을 예방할 수 있다는 이론을 발전시켰다.

그는 1985년부터 환자들에게 수소수를 마시게 하며 임상적으로 관찰했고 수천 명의 환자들에게서 건강이 좋아지는 사례들을 보고했다. 1990년대부터는 "활성산소가 질병과 노화의 주범"이라는 생각에 기반하여 수소가 활성산소를 제거할 수 있다는 이론을 제시했다. 그리고 1995년 수소수의 의학적 치료 가설을 제시했으며 2001년 물에 수소를 풍부하게 녹이는 기술인 '수소 풍부수'를 개발했다.[9] 이상 하야시 히데미쯔 박사의 연구는 수소수를 실제 의학 분야에 활용하기 시작했고 오늘날 수소수 연구의 중요한 기초를 놓았다는 점에서 큰 의미를 가진다.

필자는 그의 이러한 연구 성과에 대해 큰 의미를 부여한다. 그리고 이 같은 의미를 토대로 수소수 치료, 그 놀라운 치료 메커니즘을 연구하고 정리하고 세상에 알리고자 한다.

---

9) 위 내용 출처: 하야시 히데미쯔, 가와무라 무네노리, "환원수 섭취로 얻은 임상적 개선(Clinical Improvements Obtained from the Intake of Reduced Water)" 물 연구소 및 교와 병원 보고서(Water Institute & Kyowa Medical Clinic Reports), 1985-2000년

4) 수소수 과학적 연구 기반 제시 - 수소수의 항산화 효과 입증 : 시라하타 사네타카
(시라하타 사네타카 - 일본 세포생물학, 농업 생명공학자, 규슈대 교수, 1950-2018)

수소수의 과학적 기반을 제시한 것은 시라하타 사네타카 박사이다. 그는 수소수를 과학적으로 입증하며 세계적인 주목을 받았다. 당시 시라하타 교수는 프랑스 루르드 샘물의 치유 효과가 수소와 관련 있을 거라 보고 연구를 시작했다.

루르드 샘물은 1912년 노벨 생리학·의학상 수상자인 알렉시스 카렐(Alexis Carrel, 1873-1944, 프랑스 태생 미국 국적, 의학 생리학 의과학자 - 생명 연장과 세포의 생물학적 특성 연구에 탁월한 공헌을 함)이 연구한 것으로 유명하다. 알렉시스 카렐은 젊은 시절인 1902년에 루르드에 방문하여 기적적인 치유 현상을 직접 목격하고 루르드 방문 경험을 바탕으로 [루르드로의 여행(The Voyage to Lourdes)]이란 책을 저술한다. 시라하타는 이 물의 특성을 분석하며 수소 함량과 항산화 효과를 밝혔다.

시라하타 교수는 [환원수와 그 생물학적 활성(Reduced Water and Its Biological Activities)]이라는 책에서 루르드 샘물 같은 자연의 특별한 물들과 전기분해로 만든 환원수가 비슷한 점이 있다고 말하며, 수소가 생체 활동에 영향을 미치는 이유를 탐구한 배경을 설명했다. 그리고 1997년 그들은 세계적인 과학 학술지인 "생화학 및 생물물리학 연구 통신(BBRC : Biochemical and

Biophysical Research Communications)"에 전해 환원수의 항산화 효과를 입증한 연구 논문인 "전해 환원수가 활성산소를 제거한다"를 발표했다. 이 논문은 전기분해로 만든 환원수(수소가 풍부한 물)가 몸속의 나쁜 활성산소를 없애고 DNA가 손상되는 것을 막아준다는 실험 결과를 보여주었다.10)

시라하타 사네타카 교수의 연구는 수소수가 단순히 '기적의 물'이라는 막연한 이야기가 아니라 과학적으로 증명된 의학적 효과를 가진다는 것을 학문적으로 규명해주었다. 수소수의 치료 메커니즘의 학문적인 토대가 바로 여기서 시작되었다고 볼 수 있다.

5) 수소수의 의학적 효능 - 임상 치료로 입증

(가와무라 무네노리 - 일본 의학박사, 교와 병원 원장, 1938)

(참고 : 교와 병원 내과, 종양학(Oncology), 또는 수소 기반 치료와 같은 대체 의학(Alternative Medicine)과 관련된 진료를 제공함)

가와무라 무네노리는 매우 일찍이 수소수의 효능에 관심을 가지고 연구를 계속해 왔다.

과거 특정 의료법인으로 설립된 교와병원의 원장으로 재직하였으며 환원수의 효능을 탐구하고 알리는 데 힘썼다.

---

10) 출처: 시라하타 사네타카, 가와무라 무네노리, "전기분해 환원수가 활성산소를 제거하고 DNA를 산화 손상으로부터 보호한다.", 생화학 및 생물물리학 연구 통신(BBRC), 1997년 234권 1호, 269~274쪽)

그는 일찌감치 수소수의 효능에 주목하여, 1985년부터 교와병원 의료 현장에 환원수를 도입했다. 특히, 근원적인 치료가 필요한 당뇨병과 아토피 환자들에게 환원수를 적용하면서 증상 개선에 큰 효험을 보았다고 알려져 있다. 이는 단순한 이론적 연구를 넘어 실제 환자들에게 환원수를 사용하여 그 효과를 직접 확인하는 방식으로 이루어졌다.

해당 병원에서는 당뇨와 아토피 외에도 고혈압, 만성간염, 대장염, 변비 등 다양한 질환을 가진 환자들에게 수소수를 치료에 응용하고 있으며 그에 따른 치료 또한 이루어져서 수소수의 효능을 뒷받침하고 있다.

앞서 다룬 시라하타 사네타카가 작성하고 미국의 국제적인 생물과학지 'BBRC'에 게재한 "전해 환원수가 활성산소를 제거한다"의 공동 연구자로 이름을 올렸다.

앞서 언급한 시라하타 사네타카가 수소수의 과학적 연구 기반을 제시한 학자라면 가와무라 무네노리는 수소수의 의학적 효능을 임상 치료로 입증하는 성과를 이루었다고 평가된다.

다른 한편 가와무라 무네노리 박사는 시라하타 사네타카 교수와 공저한 [힐링워터]란 저서로 수소수의 효능과 중요성을 일반 대중에게 알리며 일본의 여러 방송 프로그램에 수소수의 효능과 관련한 자문을 맡는 등 적극적으로 환원수를 대중에게 알리는 선구자 역할을 했다.[11]

---

11) 실례: 「진상 규명, 소문 파일」(아사히TV), 「질병을 치유하는 기적의 물」(니혼TV), 「기적체험! 언빌리버블」(후지TV) 등이 있다.

6) 수소수의 의학적 과학적 인정: 오타 시게오

(오타 시게오(Shigeo Ohta), 분자 수소의 의학적 응용, 특히 수소수 및 항산화 효과 연구, 의학박사, 동경의대 교수, 1951~)
(오타 시게오는 세포 내 미토콘드리아(우리 몸의 에너지를 만드는 역할) 연구의 세계 일인자임)

수소수가 전 세계 의학계에서 인정받는 결정적인 계기는 일본 동경 의과대학의 오타 시게오 교수의 연구 덕분이다. 세포 내 에너지 생산 기관인 미토콘드리아 연구의 세계 최고 권위자인 오타 교수는 2007년 세계 최고 과학 및 의학 학술지 중 하나인 '네이처 메디슨'에 혁명적인 논문을 발표했다. 논문 제목은 "수소는 선택적으로 세포 독성 산소 라디칼을 감소시켜 치료용 항산화제 역할을 한다."라는 것이다.[12]

이 논문의 핵심 내용은 수소가 질병과 노화의 주범인 '나쁜 활성산소'만 똑똑하게 골라서 없애고 우리 몸에 필요한 '좋은 활성산소'는 그대로 남겨둔다는 수소의 탁월한 의학적 기능을 강조한 것이다. 마치 탁월한 외과 의사가 암 수술 때 암세포와 암 덩어리만 가려서 절개해내고 주변 조직이나 장기 등은 온전히 보전하여 환자를 살게 해주는 것과 같다.

다른 한편으로 오타 시게오 박사의 이 연구는 실험을 통해 수소가

---

[12] 출처: 오타 시게오 외. "수소는 선택적으로 세포 독성 산소 라디칼을 감소시켜 치료용 항산화제 역할을 한다(Hydrogen acts as a therapeutic antioxidant by selectively reducing cytotoxic oxygen radicals)" 네이처 메디슨, 13권 6호, 688-694쪽, 2007년 6월

뇌졸중과 같은 산화 스트레스 관련 질병을 줄이는 데 효과가 있음을 명확히 증명했다.

오타 시게오 교수의 이 논문은 수소수를 의학계에 본격적으로 알리는 신호탄이 되었고 이후 1,800편이 넘는 수소 관련 논문이 쏟아져 나오게 만들었다.

오타 시게오의 연구는 수소수를 단순한 '기적의 물'이라는 이미지에서 벗어나 '과학적으로 검증된 치료법'으로 격상시키며 현대 의학이 주목해야 할 중요한 성과를 제시했다.

7) 수소 의학 적용 세계화 주도 : 타일러 르바론

(타일러 르바론(Tyler LeBaron) - 생리학박사, 1994 ~)
(참고 : 분자 수소의 치료적 잠재력을 과학적으로 연구함, 수소의 과학적 효능을 규명하고 분자 수소 연구 재단을 설립하고 수소의 의학적 응용에 대한 최신 연구 성과를 공유함으로 서구에서 전세계 연구자들에게 확산시키는데 크게 기여함)

타일러 르바론은 '분자 수소'의 치료적 잠재력을 과학적으로 연구하고 이를 전 세계에 알리는 데 핵심적인 역할을 한 인물이다. 그는 수소의 과학적 효능을 규명하고 관련된 연구를 활성화하는 데 초점을 맞추어 활동하고 있다.

수소 의학 연구사에서 그의 위치는 매우 독보적이라 평가된다. 2007년 오타 시게오에 의해 활성산소 제거에 대한 수소의 효과가 발표된 이후, 르바론은 이 분야의 초기 연구를 수집하고 정리하며, 전 세계 연구자들에게 수소의 의학적 효능에 대한 인식을 확산시키는 데 크게 기여했다. 그는 수소가 강력한 선택적 항산화제로서 활성산소를 제거하는 메커니즘에 대한 연구를 지지하고 이를 널리 알렸으며 수소의 의학적 효능을 이해하는 데 중요한 과학적 기반을 제공했다.

그는 연구의 신뢰성을 높이고, 수소 치료에 대한 오해를 줄이는 데 노력했으며, 수소 연구 커뮤니티의 성장을 이끌었다. 그 대표적인 성과가 '분자 수소 의학 재단(Molecular Hydrogen Foundation, MHF)'을 설립하고 현재도 운영하고 있는 것이다. 타일러 르바론이 설립한 '분자 수소 연구 재단'은 수소의 의학적 응용에 대한 최신 연구 결과를 전세계 누구나 알 수 있도록 웹사이트에 공유하고 있으며 연구자들 간의 협력을 장려하며, 대중에게 신뢰할 수 있는 정보를 제공하는 중요한 플랫폼 역할을 하고 있다.

사람들이 잘 알고 있는 항산화 물질인 비타민 C가 발견 후 300년 만에 노벨상까지 받으며 연구가 완성된 반면, 수소수는 1997년 첫 논문 이후 불과 10년 만에 '네이처 메디슨'에 실리며 놀라운 속도로 성장했다.

지금까지 수소수 연구는 매우 일관된 좋은 결과를 보여주고 있다. 현대 과학적 발전은 모든 것의 속도를 엄청나게 가속화시키고 있다. 수소수 연구도 마찬가지이다. 21세기 이 시대 문명의 총아인 인공지능(AI)과 양자 컴퓨터 같은 최첨단 기술은 모든 학문 분야에 대해 과거와는 비교할 수 없을 정도로 훨씬 더 빠른 속도로 연구되고 더욱 강력한 결과를 제시하듯 수소수 연구에 대해서도 동일한 결과를 나타낼 것이 확실하다. 그리고 반드시 수소수 치료의 놀라운 메커니즘이 온 세상에 알려져 '질병 없는 삶'을 많은 사람들이 누리게 될 것을 기대해 마지않는다.

3. 수소수 전기분해 기술 탄생과 대중화

수소수는 원래 천연 상태에서 발견되던 수소 함량이 높은 물(천연 수소수)을 의미했지만 자연환경의 변화로 이런 물이 점점 고갈되거나 사라졌다.

전기분해 기술이란 물에 전기를 흘려보내 물에서 수소(H_2)와 산소(O_2)를 나누어 생성하는 기술이다. 이렇게 해서 수소가 듬뿍 들어있는 물, 즉 인공 수소수를 만들 수 있게 되었다. 이 기술은 오래전 수소를 찾아낸 헨리 캐번디시와 여러 화학 반응을 연구한 앙투안 라부아지에 같은 과학자들의 연구로 시작되었고 하야시 히데미쯔 박사, 시라하타 사네타카 박사 등에 의해 더욱 발전되어 대중화되었다.

1) 수소수 전기분해 이온수기는 한국과 일본이 세계 중심임

한국과 일본은 수소수 전기분해 기술(이온수기)을 상용화하고 세계 시장을 선도하고 있다. 일본에서는 하야시 히데미쯔가 '수소 풍부수 스틱(Hydrogen Rich Water Stick)'을 개발하며 가정용 수소수 장치를 보급했고 시라하타 사네타카와 가와무라 무네노리가 과학적·임상적 연구로 뒷받침했다. 한국은 정수기 기술과 결합해 수소 농도(1,300ppb 전후)를 높인 고효율 이온수기를 만들어 냈다.

필자는 이를 이 시대 최고 건강 지킴을 위한 하나님의 일반은총 선물이라고 소개하고 외치고 싶다.

2) 수소수 불신 이유

수소수가 건강과 질병 치료에 좋다는 과학적인 연구 결과와 실제 경험담은 아주 많다. 그런데도 어떤 사람들은 수소수를 믿지 않고 의심하기도 한다. 그 이유는 다음과 같다.

① 물이 병을 고친다는 것을 믿지 않기 때문이다.

많은 사람이 물을 단순한 음료로 여기며, 수소수가 건강에 큰 영향을 줄 수 있다는 주장을 비과학적이라고 의심한다는 것이다. 하지만 수소수는 단순한 음료 이상이다. 말 그대로 초능력, 신적 특이점의 비밀을 담고 있다. 무엇보다 거기에는 확실한 치료의 메커니즘이 있다. 이를 충분히 믿을 수 있는 의학적 메커니즘 치료의 근거가 있으며, 이를 입증해 주고 간증해 줄 수 있는 사람들이 있다. 이는 수소수를 음용한 이후 필자 자신이 체험한 바이며 필자 주변에도 그처럼 건강 지표가 좋아지고 질병이 치료된 무수한 사례들을 통해서 확신할 수 있다.

② 수소수와 알칼리 환원수의 이름을 혼돈하기 때문이다.

수소수(hydrogen-rich water)와 알칼리수(alkaline water)는

비슷해 보이지만 다르다. 수소수는 수소 함량에 초점을 맞추고 알칼리수는 pH(산성도)에 중점을 둔다. 알칼리 환원수는 물론 좋은 음용수이다. 하지만 수소수는 누누이 밝히거니와 신비의 물이다. 초능력을 담고 있다. 신적 특이점을 담고 있는 치료수이다. 음용수 알칼리수와 초능력 신적 특이점 치료수인 수소수와는 근본적으로 차원이 다르다. 그런데 수소 초기에 알칼리수와 혼용되어 사용되었으므로 지금까지도 구별을 못 하는 경우가 많다.

③ 일부 수소수 업자들의 잘못된 상업성 때문이다.

과학적 근거나 임상적 근거 없이 과장된 광고나 검증되지 않은 효능을 내세우며 만병통치약인 것처럼 상업적으로 악용하여 업체들이 스스로 신뢰를 떨어뜨리기도 하였다.
다른 한편으로 일부 업자들이 수소수의 효과를 충분히 연구하지 않음으로 인한 이해 부족이 수소수를 불신하는 이유이다.
하지만 충분한 연구와 정확한 연구에 들어간다면 의료 현장 당사자들도 이를 신뢰할 수 있으리라 확신한다.

④ 일부 의료 당사자들의 그릇된 자존심 때문이다.

무엇이든 새로운 것, 획기적인 것은 기존의 이론과 제도에서 받아들이기 꺼리거나 거부하기 십상이다. 기존 의학 체계에 익숙한 의료 전문가들은 자신들의 지식과 권위에 자부심을 느끼고 있다. 이로 인해 새로운 수소 의학에 대해 자기들이 지켜온 자존심, 권위에 대한 도전이라 보고 이를 거부하거나 회의적인 태도를 보인다는 것이다.

3) 수소수만이 확실한 대안임

필자는 이 시대 수소수만이 확실한 대안이라고 확신한다. 수돗물, 생수, 정수기물, 샘물, 알칼리수는 수소가 거의 없을 뿐 아니라 심각한 문제들을 각각 안고 있다. 하야시 히데미쯔는 이런 물을 "질병을 유발할 수 있는 물"로 간접적으로 보았다. 알칼리 환원수는 좋은 물이긴 하나 활성산소를 제거하는 치료적 효능을 가진 수소는 거의 없다. 알칼리수는 수소 함량이 아닌 pH 조절에 초점을 맞추기 때문이다. 반면, 전기분해로 만든 수소수는 수소 농도가 높아 항산화 효과를 발휘한다. 그렇기에 수소수가 최고의 대안이다. 수소수는 초능력 신적 특이점이라고 확신한다. 현대 의학과 수소수 치료 메커니즘을 융합한다면 21세기 질병 문제는 획기적 전환점을 맞이할 것이라 확신한다.

① 전기분해 수소수(전해 환원수)는 약 1,300ppb 가량 들어있다.

전기분해로 만든 수소수(전해 환원수)는 수소 농도가 ppb(10억 분의 1 단위)로 측정된다. 수소 연구 학자들 중 타이러 르바론 박사와 그가 이끄는 분자 수소 재단에서는 과학적 근거를 바탕으로 수소가 의학적 효과를 내기 위해서는 500ppb 이상, 이상적으로 1,000~1,600ppb 수준의 농도가 있어야 한다고 밝힌다.[13] 시라하타 사네타카의 1997년 논문(BBRC)에서 전해 환원수의 항산화

---

13) 해당 내용은 다음 웹사이트에서 확인할 수 있다.
https://molecularhydrogeninstitute.org/frequently-asked-questions/

효과를 실험으로 입증했듯 이 농도는 활성산소를 제거하고 DNA 손상을 막는 데 중요한 기준으로 여겨진다.

한국과 일본의 수소 이온수기는 바로 이 같은 수소 농도를 유지하고 있다. 그렇기에 최고의 물이며 이 시대 건강 문제의 확실한 대안이다.

흔히 소비자는 왕이라고 말한다. 그러나 수소수만큼은 연구자들과 업자들이 갑이 되어야 하고 소비자들인 우리가 을이 되어야 한다고 본다. 그들의 헌신적인 수고로 오늘날 우리는 초능력 수소수의 모든 유익과 질병 없는 삶을 기대하고 누릴 수 있는 혜택을 받게 되었기 때문이다. 이로써 질병 치료와 예방에 획기적 기회를 얻을 수 있게 되었다.

② 코카서스 지방 100세 장수 마을에서 2,000년 전부터 음용한 발효유 케피어로 암 면역력 바이러스 감염 모두 억제되었는데 그 이유는 활성산소 제거였다고 시라하타 박사가 밝혔다. 그런데 수소수는 케피어보다 월등한 활성산소 제거 능력이 있다.

이상 시라하타 교수의 주장은 그의 프랑스의 루르드 샘물 연구(수소와 치유 효과 연관성)와 맥락이 비슷하다. 시라하타 박사는 이 같은 자연 발생 수소의 효능과 결과에 착안해 이를 현대 수소수로 재현하려 한 것이었다.

③ 불로초와 만병통치약은 없지만, 수소수가 이에 가장 가깝다고
확신한다.

필자는 완벽한 불로장생약이나 모든 병을 고치는 약은 존재하지 않는다고 본다. 하지만 수소수가 그에 가장 가까운 물질일 수 있다고 확신한다.

"과학은 하나님의 선물이다. … 천문학 의학 자연과학의 도움으로 하나님의 지혜의 비밀을 더 깊이 통찰할 수 있다."(칼빈 기독교강요 1권 5-2)

필자는 수소수 활용을 칼빈이 말한 하나님의 선물이요, 하나님의 지혜의 비밀을 통찰한 결과라 확신한다. 그 안에 신적 비밀, 초능력의 세계, 신적 특이점이 담겨 있다고 확신한다. 건강에 대한 확실하고도 완벽하며 획기적인 대안이 담겨 있다고 다시금 확신한다. 이 같은 확신을 가지고 수소수의 치료 메커니즘을 할 수 있는 한 상세히 그리고 구체적으로 다루고자 한다. 그래서 수소수에 담겨진 놀라운 치료의 능력을 드러내고자 한다. 수소수 치료 메커니즘을 구체적으로 더욱 공고하게 체계화하며 확고히 세우고자 한다.

특주 1 이규재 교수(연세대학교 의과대학)의 수소수의 7가지 효능 소개

(본 내용 : 고양신문 2024년 12월 30일 기사 필자 편집)

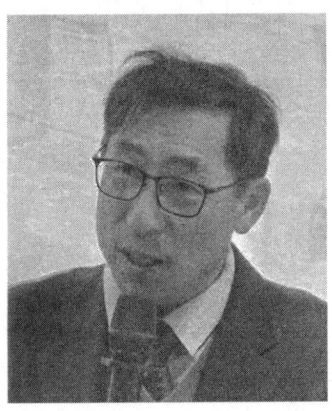

이규재 교수

① 연세대학교 의과대학 환경 의생물 교실 교수
② 한국 물학회 회장 역임
③ 물이 인체 건강에 미치는 영향 연구 수소수의 기능 연구에 집중함
❶ 수소수의 건강 효능 규명 및 임상 연구
❷ 한국 물학회 회장으로 수소 관련 국제 학술대회를 개최, 수소 활용 대중화 기여
❸ 수소수의 항산화 효과 입증 및 피부 질환, 상처, 치매, 불임 등 다양한 효과 입증

1. 수소수는 모든 생명체의 에너지로 뛰어난 항산화 효과, 고혈압, 당뇨, 치매, 성인병 치료에 도움을 줌

"이규재 교수는 2022년 10월 슬로바키아에서 열린 유럽 분자 수소 생의학 연구 아카데미(European Academy for Molecular Hydrogen Research in Biomedicine) 콘퍼런스에서 '수소, 생명의 에너지(HYDROGEN, LIFE ENERGY)'라는 주제발표를 통해 '인체는 30조 개 이상의 세포로 구성돼 있으며 가장 작은 원소인 수소가 미토콘드리아에 도달해 에너지 생산을 돕고 항산화 활동을 하므로 수소는 모든 생명체의 에너지'라고 강조하며 '수소수는 수돗물과 정수물이 가지지 못한 뛰어난 항산화 효과는 물론 고혈압, 당뇨병, 치매 등 수명이 늘면서 증가하는 성인병 치료에도 도움이 되는 유익하고 좋은 물'이라고 주장했다."

- **필자의 견해**

이규재 교수는 수소가 우리 몸의 모든 생명 활동에 필요한 에너지를 만드는 데 도움을 주고, 특히 몸속 나쁜 활성산소를 없애는 데 탁월하다는 사실을 강조한다. 우리 몸의 모든 질병의 근원은 활성산소이다. 특히 활성산소는 고혈압, 당뇨, 치매와 같은 만성 질환을 유발한다. 수소수는 이렇게 몸을 해치는 유해한 활성산소만 선택적으로 제거한다. 마치 몸속을 깨끗하게 청소해 주는 청소부와 같다. 그렇기에 수소수를 마시면 성인병 예방과 치료에 도움이 된다고 확신한다.

2. 수소는 우주의 75%, 우리 몸 9.5% 이상임

"사실 수소(H)는 양성자 하나와 전자 하나로 이루어진 가장 가벼운 원소로 우주에서 가장 많은 비율인 약 75%를 차지한다. 또 우리 몸 구성 성분 중에서도 수소는 약 9.5% 이상으로 가장 많은 비율을 차지하는 중요한 성분이다.
식물은 태양의 수소에서 유래한 광자 에너지를 사용해 물을 산소와 수소로 분해하고, 동물은 식물 광합성의 도움으로 세포를 통해 호흡하고 수소를 사용해 미토콘드리아에서 에너지를 생성한다. 또한, 수소는 가장 작은 원자라서 우리 몸 전체로 쉽게 이동할 수 있다는 장점이 있다."

- **필자의 견해**

수소는 우주에서 가장 흔한 원소이며, 우리 몸을 구성하는 요소 중에서도 가장 많다. 물론 무게 기준으로 하면 산소가 65%이며 수소가 9.5%이다. 하지만 수소는 산소보다 훨씬 가볍다. 그래서 원자 개수로 따지면 인체에서도 수소는 62-63%이며 원자 개수 기준으로 24%인 산소보다 2.5~ 3배 가량 많다. 우주에서 절대적 비율을 차지하는 수소가 중요하듯 우리 몸에서도 마찬가지이다. 특히 수소는 가장 작고 가벼운 원소이다. 그래서 몸속 어디든 막힘없이 들어갈 수 있다. 예를 들어, 다른 영양소들은 세포막을 통과하기 어렵지만, 수소는 워낙 작아서 우리 몸의 세포 구석구석, 심지어 미토콘드리아(세포의 에너지 공장)까지 자유롭게 드나들며 유해 활성산소를 제거하고 에너지를 만드는 데 도움을 준다.

3. 수소수는 세포 텔로미어의 감소를 억제해 수명 연장에 기여함

> "텔로미어(telomere)는 세포의 염색체 말단부가 풀어지지 않도록 보호하는 단백질 성분의 핵산 서열인데, 세포가 한번 분열할 때마다 그 길이가 짧아지며 그에 따라 세포는 점차 노화돼 죽게 된다. … 수소수를 섭취한 그룹에서는 텔로미어 길이가 감소하는 것을 억제한다는 것. 수소가 건강은 물론 수명 연장에도 기여한다고 주장한다."

• **필자의 견해**

텔로미어는 소위 생명 시계 - 수명 시계라고도 일컬어진다. 이규재 교수는 수소수를 마시면 이 텔로미어가 짧아지는 속도를 늦춰준다고 말한다. 쉽게 말해, 수소수가 인체의 '수명 시계'를 좀 더 천천히 가게 도와준다는 것이다. 이 또한 수소, 수소수의 활성 산소 제거 효능과 깊은 관련이 있다. 즉 수소가 몸속의 해로운 물질로부터 세포를 보호하여 세포 손상을 줄여주기 때문이다.

이러한 수소의 역할은 생명의 기원과도 연결하여 생각해 볼 수 있다. 과학계에서는 초기 지구가 수소가 풍부한 환경이었고, 이러한 환경이 복잡한 생명체가 탄생하는 데 중요한 역할을 했다는 이론을 제시한다. 수소가 세포의 노화를 늦추고 생명 활동을 돕는다는 것은, 수소가 지구상의 모든 생명체 시작에 핵심적 역할을 담당해왔다는 점과 그 맥을 같이한다. 즉 수소는 단지 건강을 지키는 수준을 넘어 생명의 시작과 유지를 가능케 하는 놀라운 힘이 있다는 것이다. 결과적으로 수소는 건강한 삶에 더해 장수까지도 가능하게 한다는 것이다.

4. 수소수 3리터를 5년 마신 후 60대가 30대로 회춘한듯한 일본인을 소개함

"이 교수는 2023년 중국에서 국제수소학회와 노인건강학회 공동 주최로 열린 콘퍼런스에서 만난 60대 일본인이 하루에 수소수를 3리터씩 마신 후의 놀라운 변화도 소개했다. 5년 만에 마치 30대 청년으로 회춘한 듯한 눈으로 보면서도 믿기 힘든 사진을 보여주었다."

- **필자의 견해**

수소수를 5년 동안 하루 3리터씩 마시고는 30대처럼 젊어졌다는 이야기는 너무나도 흥미롭다. 하지만 개인적인 경험이므로 "수소수를 마시면 무조건 다 이렇게 된다"고 단정할 수는 없다고 본다. 하지만 모든 사람에게 일반화시켜 단언할 수 없을 뿐 충분히 그와 같은 일은 일어날 수 있다고 본다. 수소수의 활성산소 제거 효능, 생명의 기원이라 칭하여질 정도의 수소의 중요성을 감안하면 '회춘'의 기대, 그리고 실제적 회춘도 충분히 가능하다고 본다.

5. 수소수는 최고의 항산화 효과 기능수로 노화의 예방과 치료를 돕고 피부 주름 개선 및 미백 효과가 있음

"수소수가 최고의 기능수인 이유는 바로 항산화 효과 때문이다. 수소는 세상에서 가장 작은 항산화 에너지이다. 음용, 목욕, 가스 흡입을 통해 우리 몸 구석구석까지 전달돼 항산화 효과를 가져다 준다. 노화와 관련된 질환의 예방과 치료에 도움을 줄 수 있을 뿐 아니라 피부 주름의 개선이나 미백효과까지 있어서 미용 분야에서도 많이 활용되고 있다."

- **필자의 견해**

활성산소는 우리의 몸 속만 아니라 피부에도 안 좋은 영향을 미쳐 주름을 만들고 피부에도 여러 해를 가한다. 수소수의 수소는 이런 활성산소를 없애준다. 당연히 피부가 맑고 탄력 있게 유지되는 데 도움이 된다. 마시는 것뿐만 아니라 수소수로 목욕하거나 세안을 수시로 하면 수소수는 우리 몸 안에서만 아니라 밖에서도 '젊음'을 회복시켜 주리라 확신한다.

6. 건강의 비결은 다양한 비타민, 미네랄, 효소, 식이섬유, 신선한 채소와 과일, 그리고 수소수를 꾸준히 마시는 것임

"사실 건강의 비법은 약 대신 음식을 섭취하고 가난한 마음가짐을 갖는 것이다. 다양한 비타민, 미네랄, 효소, 식이섬유가 풍부해서 면역과 장 건강 유지에 큰 도움이 되는 신선한 채소와 과일을 수시로 섭취하고 거기에 대해 알칼리수나 수소수를 꾸준히 마시는 것은 분명히 큰 도움이 된다."

- **필자의 견해**

이규재 교수의 지적처럼 건강의 진짜 비결은 균형 잡힌 식습관-생활습관에 있다. 필자의 견해로는 수소수가 마치 우리 몸의 건강을 지키는 '파수꾼'과 같다고 본다. 좋은 음식으로 몸을 튼튼하게 만들고, 수소수로 유해 활성산소의 공격을 막아줘야한다는 것이다. 그러면 시너지 효과가 나서 더 건강한 삶을 누릴 수 있다.

7. 수소수는 공복시에 마시는 것이 효과가 더 높음

"임상시험을 통해 확인해보니 특히 공복에 마시는 기능수는 그 효과가 더 높았다. 수소수와 같은 기능수가 만성질환은 물론 치매나 암 예방과 관리에도 분명히 효과가 크다는 것을 믿고 평소 좋은 물을 찾아 꾸준히 마셔야 한다."

- **필자의 견해**

이는 우리 몸이 공복시, 즉 아무것도 먹지 않은 상태일 때, 수소수가 더 빠르고 효율적으로 흡수되기 때문이다. 마치 비어있는 스펀지가 물을 더 잘 빨아들이듯이 공복 때 음용한 수소수는 더 신속히, 더 깊이 우리 몸에 작용하게 된다. 따라서 아침에 일어나자마자 식사하기 전에 수소수를 마시면, 그 효과를 더 크게 보게 될 것이라 확신한다.

二. 활성산소가 노화 질병 죽음을 초래함

수소 의학 핵심 3가지

1. 수소수의 질병 치료 학자들 주장

1) "21세기에는 대다수 사람들이 질병 없는 세상을 만들 수 있다는 확신을 가질 수 있다." (하야시 히데미쯔 수소수 연구 창시자)
2) "수소수의 효능이라면 질병 치유는 아무 것도 아니다."(사라하타 사네타카 규슈대 교수)
3) "수소수는 텔로미어 길이 감소를 억제하며 노화를 방지해준다."(이규재 연세대 교수)

2. 수소수의 성경적 근거

1) 수소 근거 = 창1:2, '수면'
2) 수소수 치료 근거 = 베데스다 못 물이 움직일 때 낫지 않는 병이 없음(요5:2-4)
3) 수소수 질병 없는 삶 근거 = 물로 병을 제함(출25:23 ⑥ '쑤르' 끝나다, 떠나다 의미)

3. 활성산소 핵심

1) 활성산소가 질병의 원인 = 하야시 박사 100%, 존스 홉킨스 의과대학 90%
2) 활성산소 역할 = ①산화 ②염증 ③암과 질병 ④노화 ⑤죽음
3) 활성산소 제거 = ①항산화 효소(△) ②항산화제·항산화 식품(△) ③수소수만 완전 제거(O)

엔트로피 = ①산소 세포에서 전자강탈 ▶②마찰열 ▶③원자쓰레기 ▶④산화 ▶⑤염증 ▶⑥질병 ▶⑦죽음
수소 명칭 = ①헨리 캐번디시가 1766년 발견 ▶②앙투안 라부아지에 (화학의 아버지) 1783년 '수소' 명명

흰돌 수소 의학 건강 연구소
(전인구원 전인치유 : 질병 없는 삶)

1. 성경적 근거

① 양식과 물에 복을 내려 병을 제함 (출23:25)
② 베데스다 못 모든 병을 고침 (요5:2-4)
③ 생명수 강 좌우 나무 잎사귀가 만국을 치료함 (계22:1-2)

2. 수소 의학 창시자 하야시 히데미쯔 박사가 말하는 수소 풍부수의 효과 핵심

"평소에 수소가 풍부한 물을 마시고 있다면 병에 걸릴 일은 거의 없다. 평소에 보통 물을 마시고 있는 사람은 언제든지 병에 걸릴 확률이 높다. 투병 중에 수소가 빠져나간 물을 마신다면 병이 개선되기를 기대하는 것은 힘들다. 투병 중인 사람이 수소가 풍부한 물을 마신다면 병이 빨리 개선된다." (하야시 히데미쯔 [수소 풍부수] 202쪽 중에서)

3. 수소수 연구 권위자 시라하타 사네타카 박사(규슈대 교수)가 말하는 암세포에 대한 수소수의 놀라운 작용

"암 세포는 무한대 수명을 가진 난폭한 세포이다. 수소수는 암세포 증식을 억제하여 수명이 한정된 세포로 바꾼다. 암세포의 전이 침윤 및 새로운 혈관 생성을 억제한다. 종양의 면역을 활성화한다. 백혈병 세포를 정상 세포로 분화 유도한다." (시라하타 사네타카 [힐링 워터] 110쪽 중에서)

1. 활성산소의 해악

1) 활성산소의 기본 이해

(1) 활성산소의 의미

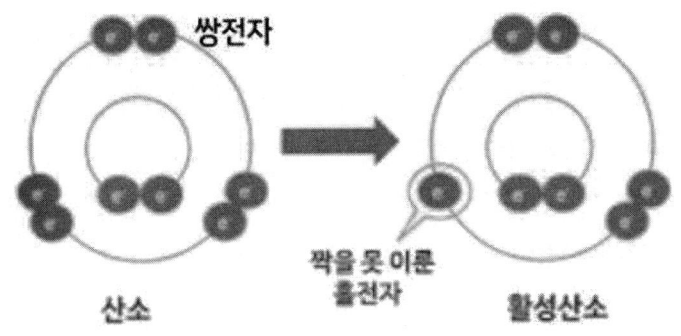

그림 왼쪽의 '산소'는 원래의 산소이다. 두 개의 원에 쌍으로 걸쳐 있는 작은 원들은 '전자'이다. 산소는 원래 이 전자들을 두 개씩 짝을 지어서 가지고 있다. 마치 부부가 결혼하여 사이좋게 지내는 것과 같다. 이렇게 전자가 짝을 이루면 안정적으로 산소는 인체에서 자기 할 일을 하게 된다.

오른쪽의 활성산소의 경우 두 개의 큰 원에 쌍으로 있는 작은 원들 중 하나가 짝을 이루지 못한 상태로 있다. 이를 가리켜 '홀전자'라 부른다. 이 홀전자는 마치 배우자를 잃어버린 사람처럼 외로워하고 불안해한다. 그래서 어떻게든 다른 곳에서 짝꿍을 찾으려고 발버둥을 치게 된다. 이해를 돕고자 하는 비유적 표현이

지만 만약 남편이나 아내를 잃은 사람이 다른 집 아내나 남편을 데려와 같이 살게 되면 어떻게 되겠는가? 그러면 한마디로 난리가 나게 된다. 다른 가정은 파탄에 이르게 된다.

이렇게 활성산소는 우리 몸의 중요한 세포들(예를 들어, 세포막, DNA 등)을 찾아가서 전자를 억지로 빼앗아 버리는 일을 한다. 전자를 빼앗긴 세포들은 힘이 없어지고 망가지게 된다. 연쇄적으로 세포가 망가지면 우리 몸의 여러 기능들이 제대로 작동하지 못하게 되며 우리 몸은 무질서 엔트로피 상태가 된다. 그로 인해 염증이 생기고 병이 되고 암으로까지 확대된다.

(2) 활성산소의 주된 생성 원인 3가지

첫째, 몸속에서 에너지를 만들 때 생겨난다. 우리 몸속 세포들이 미토콘드리아에서 에너지를 만들 때 활성산소가 다량 생성된다. 마치 공장에서 필요한 물건을 만들 때 부산물이 생기는 것과 같다.

둘째, 밖에서 들어오는 햇빛의 자외선, 공기 중의 오염물질 때문에 생겨난다.

셋째, 나쁜 생활 습관 때문이다. 잠을 못 자거나(수면 장애) 맛있는 음식이라고 해도 몸에 좋지 않은 음식을 많이 먹거나(과식) 스트레스를 많이 받으면 활성산소가 생성된다. 특히 장에서 이상 발효에 의해 활성 산소가 폭증한다.

(3) 활성산소가 신체에 끼치는 해악

활성산소는 세포의 구성 요소를 손상시키는데 특히 세포막의 지질, 단백질, DNA 등이 타격을 받는다.

세포는 ①세포막 ②세포질 ③세포핵 ④세포 핵산 ⑤미토콘드리아로 구성되어 있다. 여기서 '세포'를 하나의 집에 비유한다면 이들 각각의 요소들은 다음과 같이 비교하여 이해할 수 있다.

① 세포막(집의 외벽과 문): 집을 보호하고 드나드는 걸 관리한다.
② 세포질(거실과 복도): 집 안에서 활동이 일어나고 방들을 연결한다.
③ 세포핵(서재): 집 안의 중요한 정보를 보관한다.
④ 세포 핵산(가장의 명령): 가족들의 삶의 지침을 제시한다.
⑤ 미토콘드리아(주방): 집 식구들에게 먹을 것(에너지)을 공급한다.

이처럼 세포는 질서 있고 행복한 하나의 가정과도 같지만 이를 망치는 것이 바로 활성산소이다. 마치 가장인 아버지가 가족들에게 폭력을 행사하거나 어머니가 가정에 소홀하거나 자녀가 부모에게 불순종할 때 가정의 질서가 무너져 무질서가 되어 가정 전체가 무너지는 것과 비교할 수 있다.

이와 같이 활성산소는 세포의 모든 기능을 순차적으로 총체적으로 마비시킨다. 활성산소가 세포를 망가뜨리는 과정은 다음과 같다.

① 독성 산소, 활성산소는 주변 물질과 쉽게 반응하며 세포막의 지질을 공격하여 산화시킨다. '지질'이란 '기름 성분'이다. 톱니바퀴나 기계에 기름을 뿌리는 것은 윤활 작용을 하고 부품들이 녹슬지 않게 한다. 그런데 그 기름 성분을 공격하므로 세포가 녹이 슬게 된다는 것이다.

② 이렇게 공격받은 세포막은 과산화지질이 된다.

③ 혈관은 과산화지질과 적혈구가 뒤섞여 끈적끈적하게 되어 막히게 되므로 각종 질병을 일으킨다.

④ 활성산소는 최종적으로 세포를 파괴하고 세포 내에서 에너지를 생산하는 기능을 하는 미토콘드리아의 활동을 막아선다. 이러면 세포 에너지 생산을 멈춰서 무기력하게 된다.

⑤ 이상의 결과로 무기력한 삶을 살고 질병을 안고 살게 되며 최종적으로 기운을 소진시켜 죽게 한다.

"그의 나이가 높고 늙어서 기운이 다하여 죽어 자기 열조에게로 돌아가매"(창25:8). **(아브라함 최후 죽음의 모습)**

위 말씀은 노화로 그리고 죄로 인해 사람이 죽게 됨을 말씀한다. 노화나 혹은 죄로 죽는 것이나 생물학적으로는 다 활성산소의 결과이다. 질병, 노화, 그리고 죽음을 초래하는 것, 그것이 활성산소이다.

2) 활성산소는 거의 모든 질병의 원인임

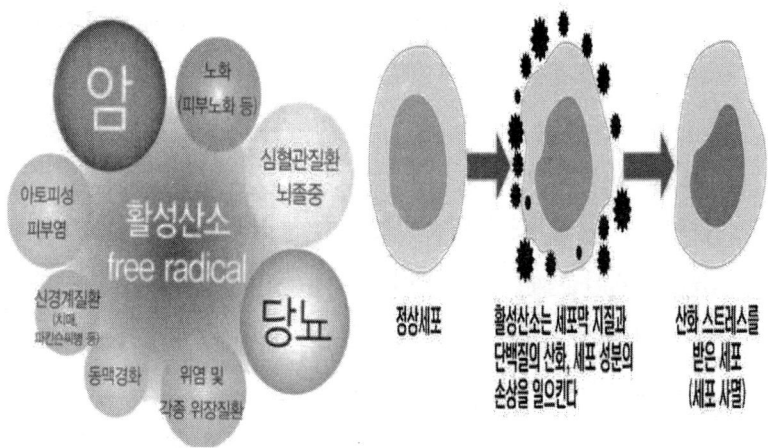

- **질병의 90%는 활성산소가 원인임**
(수소수 창시자 하야시 박사는 활성산소가 질병의 원인 100%라 함)

> "늙고 병드는 것의 근본 원인은 세포 손상이며, 세포 손상의 원인은 독성 산소입니다. 그리고 질병의 90%는 세포 손상을 일으키는 독성 산소가 주범이라는 사실입니다. 현대인의 3대 사망 원인인 암, 뇌혈관질환, 심장 질환을 비롯하여 당뇨, 고혈압, 치매, 염증, 아토피 피부 질환 등 모든 질병의 90%가 바로 독성 산소가 원인입니다. … 모든 질환이 독성 산소의 영향을 받는다. 그리고 10%는 세균과 바이러스 질환이다. 세균성 질환도 독성 산소 증가 시 체내 증식이 빨라진다."14)

임창수 솔고 바이오 메디칼 연구소장이 말하는 독성 산소 즉 활성산소가 끼치는 해악을 뒷받침해주는 조사 혹은 연구 자료들은

---
14) 임창수 - 솔고 바이오 메디칼 연구소장 [수소수] 중에서

너무나도 많다. 관련 자료들 몇 가지를 소개하면 다음과 같다. 첫째 현대인의 3대 사망 원인인 암, 뇌혈관질환, 심장 질환이 활성산소(Reactive Oxygen Species, ROS)에 의해 비롯된다는 주장을 뒷받침하는 연구의 실례이다.

① 암 (Cancer)

실례 : 2011년 "암을 일으키는 반응성 산소의 종류들(Reactive oxygen species in cancer)"이라는 논문이 활성산소 연구를 다루는 권위 있는 과학적 학술지인 "프리 래디컬 리서치(Free Radical Research)"에 발표되었다.

이 논문은 활성산소가 암세포를 더 많이 자라게 하고 몸 여기저기로 퍼지게 하며, 새로운 혈관을 만들게 해서 암을 키운다고 보고하고 있다. 또한 너무 많은 활성산소는 단백질, 유전자 정보(핵산), 지방(지질) 등을 망가뜨려 결국 세포를 죽음에 이르게 한다고 밝히고 있다.

② 뇌혈관질환 (Cerebrovascular Disease)

실례 : 2008년 "산화 스트레스와 NADPH 산화 효소의 뇌혈관질환에서 역할(The role of oxidative stress and NADPH oxidase in cerebrovascular disease)"이라는 논문이 네덜란드에 본사를 둔 세계적 학술 출판사인 "분자 의학의 최신 동향(Trends in Molecular Medicine)"에 발표되었다.

이 논문은 뇌혈관질환, 특히 뇌졸중(뇌에 피 공급이 안 돼서 뇌가 손상되는 병)에서 활성산소가 신경 세포를 죽이고 뇌를 보호하는 장벽(혈뇌장벽)을 손상시키며, 뇌혈관 안쪽 세포들의 기능을 떨어뜨리고 염증을 더 심하게 만들어 뇌졸중이 더 빨리 진행되게 한다고 밝혔다.

③ 심장 질환 (Heart Disease)

실례 : "반응하는 산소의 종류들 : 심혈관 질환을 검증시켜주는 열쇠(Reactive Oxygen Species: A Key Hallmark of Cardiovascular Disease)"라는 논문이 2016년 미국에서 발행되는 최신 의학 연구 및 동향을 다루는 "의학의 진보(Advances in Medicine)"란 학술지에 발표되었다.

이 연구는 심장 및 혈관 질환의 주요 특징 중 하나로 몸속 에너지 공장(미토콘드리아)과 특정 효소에서 만들어진 활성산소가 심장이 약해지는 심부전이나 혈관이 딱딱해지는 동맥경화 같은 병의 원인이 된다고 보고했다. 또한, 심장마비 후 활성산소가 급증하므로 세포들을 죽음에 이르게 한다는 사실도 밝혔다.

3) 활성산소가 초래하는 여러 질병들
   (미국 존스 홉킨스 의과대학 발표)

여기에 더해 미국 존스 홉킨스 의과대학은 활성산소가 일으키는 무수한 질병들에 대해 다음과 같이 밝히고 있다.[15]

① 순환기 호흡기계 (피가 돌고 숨 쉬는 기관 관련): 심근 경색(심장 근육이 죽는 것), 동맥경화(혈관이 딱딱해지는 것), 폐렴(폐에 염증이 생기는 것), 협심증(가슴이 아픈 심장병) 등이 있다.

---

15) 임창수 [수소쉬] 27쪽

② 뇌 신경계 (뇌와 신경 관련): 뇌경색(뇌에 피가 안 통하는 것), 간질(뇌 기능 이상으로 발작하는 병), 뇌출혈(뇌에 피가 나는 것), 파킨슨병(몸이 굳고 떨리는 병), 자율신경 장애(몸의 자동 기능에 문제가 생기는 것) 등이 있다.

③ 소화기계 (음식을 소화하는 기관 관련): 위염(위에 염증이 생기는 것), 위궤양(위에 상처가 나는 것), 위암, 간경변(간이 굳는 병), 클론 병(장염의 한 종류), 췌장염(췌장에 염증이 생기는 것) 등이 있다.

④ 혈액계 (피 관련): 백혈병(피를 만드는 세포에 암이 생기는 것), 패혈증(피에 균이 퍼지는 것), 고지혈증(핏속에 기름이 너무 많은 것) 등이 있다.

⑤ 내분비계 (호르몬 관련): 당뇨병(혈당 조절이 안 되는 병), 부신 관련 문제, 대사장애(몸의 물질대사에 문제가 생기는 것) 등이 있다.

⑥ 피부계 (피부 관련): 아토피성 피부염(가렵고 염증이 생기는 피부병), 일광 피부염(햇빛에 의한 피부염), 광성 과민증(햇빛에 너무 민감한 증상) 등이 있다.

⑦ 안과계 (눈 관련): 백내장(눈 속 수정체가 흐려지는 병), 망막 변성증(망막에 문제가 생기는 것) 등이 있다.

⑧ 종양계 (암 관련): 흡연에 의한 암, 화학 물질 때문에 생기는 암, 방사선 때문에 생기는 장애 등이 있다.

⑨ 결합 조직계 (뼈, 연골, 힘줄 등 관련): 관절 류머티즘(관절에 염증이 생기는 자가면역 질환), 자가 면역 질환(내 몸이 내 몸을 공격하는 병), 교원병(결합 조직에 생기는 여러 질병) 등이 있다.

그야말로 활성산소는 인체에서 일어나는 모든 문제의 원인이다. 즉 만병의 원인이다. 이를 해결하는 것, 활성산소를 제거해주는 최선, 최고의 대안이 바로 수소수의 질병 치료 메커니즘이다. 참으로 수소수 안에는 너무나도 놀랍고 너무나도 위대한 치료의 비밀이 담겨 있다.

2. 활성산소로 인한 질병과 죽음의 과정

활성산소는 단적으로 말해 만병의 원인이다.

- **1991년 존스 홉킨스 대학 의학부 발표**

"이 지구상 인류가 안고 있는 질병은 3만 6천 가지가 있는데 이 발병의 모든 원인이 활성산소다."16)

- **가장 신경 써야 하는 것은 활성산소임**

"지금 가장 신경을 써야 하는 것은 수돗물에 포함되어 있는 독성 산소 즉 활성산소는 서서히 인체를 갉아 먹는다. 게다가 활성산소가 일으키는 증상은 인간의 능력으로는 어쩔 수 없는 결과로 받아들여지고 있다."17)

이상의 내용에 더해 21세기 유럽 약리학회 최고 권위자로 평가되는 울리히 푀르슈테르만(U Förstermann)18)은 활성산소가 혈관 내피세포 기능 장애, 동맥경화증 촉진, 심혈관 질환 등을 일으키며 심장병, 뇌졸중 같은 치명적인 결과로 이어질 수 있음을 경고하였다.19) 말 그대로 활성산소 문제는 원인부터 결과에 이르기까지 만병의 원인이라 해도 과언이 아닐 정도로 인체 모든 분야에 심각한

---

16) 정윤상 [항산화제, 내 몸을 살린다] 27쪽
17) 시라하타 사네타카(일본 규슈대 교수), [힐링 워터] 78쪽
18) 요하네스 구텐베르크 대학교(Universität Mainz)에서 약리학 교수로 재직했으며, 같은 대학의 의학센터 과학 책임자와 의학부 학장을 역임하였다.
19) 울리히 푀르슈테르만의 논문 "혈관 질환에서의 산화 스트레스: 원인, 방어 메커니즘 및 잠재적 치료법." 중에서

위해를 초래한다.

이와 관련한 내용을 자세히 소개하겠다.

1) 활성산소의 정체

(1) 활성산소의 기본 의미

① 산소가 전자를 잃거나 필요 이상 많아져 불안정한 상태를 의미한다.
② 일반적인 산소는 두 개의 산소 원자가 결합되어 있고 각 원자에는 짝을 이루는 전자가 안정적으로 배치되어 있는데 활성산소는 산소 분자가 짝을 이루지 못한 홀전자를 가지게 되는 경우가 많다. 이 홀전자 때문에 분자가 매우 불안정해진 산소를 활성산소라 한다.
③ 이렇게 불안정해진 산소는 우리 몸 세포들에게서 전자를 빼앗아 와서 짝을 맞추려는 강력한 화학적 반응성을 보이게 된다. 이러한 전자를 빼앗는 성질을 산화력이라고 한다.

(2) 활성산소 발생 원인

① 장 내 활성산소 90%는 수돗물, 채소 과일에 겉면에 묻어 있는 농약, 식품 첨가물, 육류, 인스탄트 식품 소화 과정에서 장내 이상 발효에 의해서 발생한다.
② 호흡 등 자연스러운 신진대사를 통해서도 2-3% 발생한다.
③ 스트레스, 대기 오염, 과음, 흡연, 심한 운동, 심적 충격, 전자파, X선, 태양광선, 약물 투여, 흥분 등에 의해서도 발생한다.

(3) 활성산소가 초래하는 결과들

① DNA와 단백질을 직접 손상시키고 질병 90%를 유발하며 성인병의

대부분이 활성산소에 의해 발생한다.
② 50여 가지 현대병을 일으키며 사실상 만병의 근원이다.
③ 혈액, 즉 피를 탁하게 한다.
④ 혈관 벽에 쌓이면 각종 혈관 질환인 중풍, 뇌졸중, 뇌경색, 당뇨, 심근 경색, 심장병 등을 초래한다.
⑤ 대뇌에 쌓이면 기억 세포 손상, 알츠하이머, 치매 등을 초래한다.
⑥ 소뇌에 쌓이면 도파민이 억제되어 파킨슨병을 일으킨다.
⑦ 송과선(뇌의 정중앙에 위치한 작은 내분비선으로 솔방울처럼 생겼다 해서 '솔방울샘'이라고도 함)에 쌓이면 멜라토닌 생성이 억제되어 불안증, 수면 장애, 우울증 등을 초래하고 노화도 빠르게 진행된다.
⑧ 피부 노화를 가속화하고 각종 피부 질환 즉 검버섯, 기미, 주근깨 등을 초래한다.
⑨ 면역 체계를 약화시켜 세균 바이러스, 암세포 등에 무방비상태가 되게 한다.
⑩ 염증 반응을 심화하여 불난 데 부채질하듯 질병 악화를 가속화한다.

비유하자면 우리 몸은 마치 정교한 자동차와 같다고 할 수 있다. 자동차가 움직이려면 엔진이 연료를 태워 동력을 얻어야 한다. 마찬가지로 인체도 산소와 영양분으로 에너지를 만든다. 그런데 엔진이 매연을 뿜듯 우리 몸도 에너지를 만들면서 '활성산소'라는 해로운 찌꺼기를 내보낸다. 이 활성산소는 소량이면 괜찮지만, 너무 많이 쌓이면 문제가 된다. 마치 차에 매연이 너무 쌓여 고장 나듯 활성산소가 몸을 병들게 한다. 활성산소는 피부와 혈관, 내장과 뇌에 이르기까지 모든 몸의 질병의 숨은 주범이다. 결국 건강하고 활력 있는 삶을 위해서는 활성산소의 정체와 그 발생 원인을 이해하고 그로 인해 초래되는 심각한 위해를 정확하게 인식할 뿐 아니라 이를 억제하고 최소화할 수 있는 해결책을 찾아야 한다. 그것이 건강한 삶의 열쇠이다.

2) 활성산소로 인한 질병과 죽음의 10단계 과정

① 물-음식 섭취

인체는 생명 유지와 생명 활동을 위해 음식과 물이 필요하다. 그래서 음식물을 섭취하는 것이다. 마치 자동차를 운전하기 위해 기름을 주유하는 것과 같다.

② 혈액 형성

우리가 먹은 음식과 물은 혈액을 형성한다. 이 피는 몸 구석구석에 필요한 산소와 영양소를 가져다주는 '배달원' 같은 역할을 한다.

③ 혈관 통과

혈관은 인체 내의 도로와도 같다. 혈액은 혈관이라는 도로를 타고 온몸을 돌아다닌다. 이 혈관 즉 인체 내 도로는 혈액이 세포라는 '집'까지 갈 수 있게 길을 만들어준다.

④ 세포 속으로 수분-산소-영양이 공급

혈액이 세포에 도달하는 것은 마치 배달원이 집사람들이 먹고 마실 음식의 재료를 배달해주는 것과 같다. 혈액이 세포에 도달하는 것은 물, 산소, 영양 등 세포라는 집의 문 앞에 놔두는 것이다. 세포는 이걸 받아서 힘을 내게 된다.

⑤ 미토콘드리아가 에너지를 만듦

세포 안에는 미토콘드리아가 있다. '미토콘드리아'는 혈액으로부터 공급된 산소와 영양을 태워서 에너지를 만든다. 이는 마치 가정에 배달된 재료들을 가지고 요리하여 집안 식구들이 먹을 음식을 만들어주는 조리실 정도로 비유할 수 있다. (참고로 미토콘드리아의 크기는 약 0.5~1마이크로미터로, 세포보다 훨씬 작다.)

⑥ 미토콘드리아가 활성산소로 인해 제 역할을 못 하면 전자가 빠져나옴

미토콘드리아는 세포 안에서 산소와 영양소를 태워서 에너지를 만드는 역할을 한다. 그런데 미토콘드리아가 활성산소로 인해 제대로 작동하지 못하면 에너지를 만드는 과정에서 실수가 생기고 그 결과 전기 스파크와 같은 전자가 새어 나오게 된다. 그러면 왜 이런 일이 생기는 것일까?

첫째, 활성산소 때문이다. 우리 몸에 생기는 활성산소는 미토콘드리아를 직접 공격해서 고장 나게 만든다. 이렇게 손상된 미토콘드리아는 에너지를 만들 때 제 역할을 못 하고, 더 많은 전자를 밖으로 내보내게 된다.

둘째, 활성산소로 인한 노화이다. 주방 기구가 낡으면 식구들에게 필요한 음식을 만드는 효율이 떨어지는 것과 같다.

셋째, 스트레스나 독소 때문이다. 앞선 이유와 마찬가지로 주방 기구가 낡으면 당연히 거기서 녹이나 좋지 않은 물질이 빠져나오는 것과 같다.

⑦ 빠져나온 전자를 산소가 받음

미토콘드리아에서 전자가 새어 나오는 것은 마치 주방에서 요리 중에 불꽃이 튀는 것과 비슷하다. 새어 나온 전자는 산소와 결합하는 과정을 거친다. 예컨대 산소는 불이 타오르게 하는 역할을 한다. 그것이 화구 안에서 작동하면 요리를 만드는 데 도움이 되지만 그 불꽃이 화구 밖으로 나가면 어찌 되겠는가? 음식물을 조리하는 것이 아닌 집안 기물을 태우는 결과를 초래하게 된다.

⑧ 활성산소가 생겨남 (산소가 세포 속 전자를 강탈함 의미임)

산소가 새어 나온 전자를 받으면 '활성산소'라는 것이 만들어진다. 이는 마치 주방에서 튄 불꽃이 공기와 만나 작은 화염을 일으키는 것과 같다. 이 활성산소는 매우 반응성이 강해서 주변의 모든 것을 건드리며 문제를 일으킬 수 있는 불안정한 존재다. 요리 중에 생긴 작은 화염이 주방 여기저기를 태울 수 있는 것과 비교된다.

⑨ 텔로미어 단축, DNA 손상 축적, 세포 기능 저하를 초래함

활성산소는 세포 안의 중요한 구조물들을 손상시킨다. 예를 들어 텔로미어(세포의 수명을 결정짓는 시계 같은 부분)가 짧아지고 DNA(세포의 설계도)가 망가지며, 결국 세포가 제대로 일하지 못하게 된다. 이는 주방에서 화염이 커지면서 조리 도구나 집안의 설비가 망가져 더 이상 요리를 제대로 할 수 없게 되는 것과 같다. 혈관을 통해 혈액이 가져다주는 영양소와 수분 등이 있어도 이를 활용할 수 없는 상황에 이르게 되는 것이다.

⑩ 노화 및 염증, 각종 질병, 암 등이 발생하고 결국 사망에 이름

이렇게 세포가 손상되고 기능이 떨어지면, 몸 전체가 마치 낡은 집처럼 무너지기 시작한다. 노화가 빨라지고 염증이 생기며, 심장병, 당뇨병, 암 같은 질병이 생길 수 있다. 결국 이 모든 문제는 사망이라는 종착역으로 이어진다. 주방이 망가지고 집이 낡아 더 이상 식구들이 살 수 없는 상황이 되듯이 인체도 활성산소로 인한 손상이 쌓이면 생명을 유지할 수 없게 되는 것이다. 바로 열역학 제2 법칙, 엔트로피 무질서의 세계가 된다.

안타까운 사실은 이러한 절망의 세계관 앞에 과학도 의학도 대안이 없다. 하지만 확실한 대안이 있다. 그 구체적인 대안, 확실한 대안이 바로 수소수 질병 치료 메커니즘이다.

3) 활성산소와 질병과 사망의 10단계
(자동차 배기가스 - 우리 몸 산소 연소 되지 못함, 철근이 녹 쓰는 현상, 모두 같은 원리임)

① 산소로 호흡함 (공기 중 21% 산소, 창2:7)

우리 몸은 공기 중 산소(약 21%)를 들이마셔 생명을 유지한다. 이는 마치 자동차 엔진이 공기를 흡입해 연료를 태우는 것과 같다. 자동차가 공기를 빨아들이며 엔진을 돌리듯 우리 몸은 산소를 들이마셔 세포를 움직이게 한다.

다시 말해 산소는 엔진(우리 몸)이 작동하기 위한 필수 연료이다. 성경 창세기 2장 7절 "하나님이 사람에게 생기를 불어넣으셨다"라는 말씀이 사람의 생명의 시작인 것처럼 산소는 생명의 시작점이다.

② 좋은 역할을 하는 활성산소는 2%이다. (바이러스 세포 제거)

호흡으로 들어온 산소의 일부(2%)는 좋은 활성산소로 변한다.

이 활성산소는 바이러스나 세균 같은 침입자를 제거하는 '방어군' 역할을 한다. 적정량의 활성산소는 면역 체계를 돕는 이로운 물질이다.

이는 마치 자동차 엔진에서 연료가 타면서 생기는 열이 엔진을 따뜻하게 유지하며 부품을 보호하는 것과 같다. 다시 말해 좋은 역할을 하는 적정량의 활성산소는 몸을 지키는 '엔진 열'과 같은 역할을 한다.

③ 독성 활성산소 2%는 불완전 연소로 생겨난다.

하지만 산소가 제대로 연소되지 않는 경우가 있다. 이를 우리 몸의 불완전 연소라 한다. 이 경우 독성이 강한 '나쁜 활성산소'가 생긴다. 이는 ❶ 우리 몸의 대사 작용에서 발생한 내적 원인 ❷ 나쁜 생활 습관인 흡연, 음주, 과식, 과운동, 지나친 육식 위주 식단, 비만, 스트레스 등과 ❸ 외적 원인인 대기 오염, 화학 물질 등 때문에 발생한다.

마치 자동차가 오래되거나 연료가 불량이면 배기가스가 검게 나오며 독성 물질이 배출되듯 몸에서 산소가 제대로 처리되지 않으면 체내에서 독성 활성산소라는 검은 배기가스가 생기는 것과 같다.

④ 독성 활성산소는 세포에 산화 작용 일으킨다. (세포 공격)

독성 활성산소는 세포를 공격한다. 산화 작용은 세포를 녹슬게 만드는 과정으로 철근이 공기 중 산소와 만나 녹스는 것과 비슷하다. 마치 자동차의 금속 부품이 배기가스와 습기에 노출되어 녹슬기 시작하듯 독성 활성산소가 세포를 공격하며 우리 몸의 녹과 같은 산화를 일으킨다는 것이다.

⑤ 독성 활성산소는 세포막 핵산 손상, DNA 손상을 일으킨다.

독성 활성산소의 산화 작용은 세포막(세포의 외벽)과 DNA(세포의 설계도)를 손상시킨다. 이러한 DNA 손상은 유전 정보가 망가지는 것을 의미한다. 마치 자동차의 내부가 녹슬면 엔진 기능이 저하되거나 차가 제대로 작동할 수 없는 상태가 되는 것과 같다.

⑥ 독성 활성산소는 세포 구조에 손상을 일으킨다. (질병 원인)

세포의 구조가 망가지면 정상적인 활동이 어려워지고 이는 질병의 씨앗이 된다. 세포는 몸의 기본 단위이므로 구조 손상은 큰 문제를 일으킨다. 이는 자동차 프레임이 녹슬어 부서지면 차체가 흔들리며 고장이 나는 것과 같다.

⑦ 독성 활성산소는 세포 기능을 잃어버리게 한다. (엔트로피 무질서임)

손상된 세포는 기능을 잃고 몸은 점점 무질서(엔트로피 증가) 상태로 향하게 된다. 마치 녹이 슨 자동차 내부 부품들 각각이 망가져서 엔진이 멈추고 차가 엉망이 되는 것과 같다.

⑧ 독성 활성산소는 몸 속 여러 아미노산 산화를 일으킨다. (단백질 기능 저하)

단백질은 근육, 효소, 면역 등에 필수적인데 활성산소는 단백질을 구성하는 아미노산을 산화시켜 단백질의 기능을 떨어뜨려 건강상 심각한 문제를 초래한다. 이는 자동차의 나사와 볼트가 녹슬어 느슨해져서 엔진과 부품이 제대로 맞물리지 않아서 자동차가 제대로 작동하지 않거나 작동되더라도 운전 중 심각한 문제를 초래하는 것과 같다.

⑨ 독성 활성산소는 암 등 각종 질병을 일으킨다. (세포 내 미토콘드리아 파괴)

세포 내 에너지 공장인 미토콘드리아가 파괴되면 에너지 생산이 망가지고 암, 심장병, 당뇨, 고혈압, 고콜레스테롤 혈증 등 질병이 생긴다. 이렇게 생겨난 각종 질병은 자동차가 도로를 주행하는 중 엔진이 망가져 주행에 문제가 생기거나 차가 멈추는 등에 비유할 수 있고 암과 같은 치명적 질병은 주행 중 차가 갑자기 폭발하는 것에 비유할 수 있다.

⑩ 독성 활성산소는 최종적으로 사망에 이르게 함 (텔로미어 길이 짧게 함 - 최종 죽음)

독성 활성산소는 텔로미어(세포 수명을 결정하는 시계)를 짧게 만들어 노화를 가속화하고 결국 사망에 이르게 한다. 즉 지금까지 인체의 모든 손상이 쌓여 몸이 완전히 멈추게 하는 것, 더 이상 움직일 수 없게 되는 것이다.

이는 자동차가 녹슬고 부품이 망가지고 끔찍한 폭발 사고와 같은 문제로 인해 더 이상 수리조차 할 수 없어 폐차되는 것에 비유할 수 있다.

이 같은 현실과 관련해 현대 의학은 딱히 뚜렷하거나 충분한 대안이 없다. 그냥 받아들여야 하는 현실로만 수동적으로 인식하게 할 따름이다. 하지만 수소수는 이 모든 것에 대해 확실한 대안을 제시한다. 확실하고도 분명한 치료의 메커니즘을 가지고 다른 누구보다 질병으로 고통스러워하는 이들에게 충분한 대안을 제시하고 있다.

활성산소로 짧아지는 연령대별 텔로미어 길이와 수소의 역할

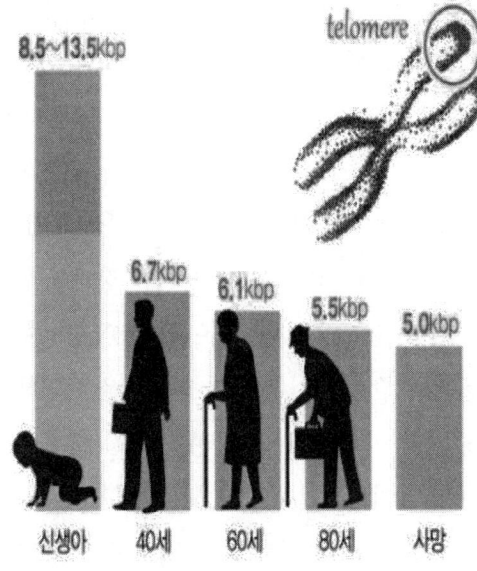

❶ 그림 상단의 텔로미어(telomere) X자 형태로 된 두 가닥 중앙의 연결부위를 수소가 결합하고 연결시켜 준다.

❷ 활성산소는 텔로미어 길이의 단축 진행 속도를 가속화하여 더 신속히 사망에 이르게 한다.

❸ 수소수는 텔로미어 단축 진행 속도를 느리게 해 준다.

DNA 두 가닥 사슬이 수소로 결합됨
(뉴턴 하이라이트 시리즈 [기적의 물질 물과 수소], 26-29쪽)

첫째 : DNA 두 가닥 사슬이 수소로 결합됨 - 티민, 아데닌,

시토신, 구아닌이 수소 결합으로 연결되어 있다. 이 네 종류의 염기 서열이 유전자 정보이다.
둘째 : 단백질을 만들거나 자손을 남기는데 수소가 결합시킨다. 티민과 아데닌은 2개 수소 결합, 시토신과 구아닌은 3개 수소 결합이다.
셋째 : 활성산소로 인해 수소 결합이 깨지면 유전자 정보가 변경된다. 그 결과 암을 비롯한 각종 질병이 발생한다.

수소수 치료 메커니즘은 건강과 장수에 결정적 역할을 함

누누이 강조하거니와 활성산소는 우리 몸을 망가뜨리고 황폐화시키는 주범이다. 그렇다면 이러한 활성산소로부터 우리 몸을 지키고 건강을 지키는 길은 무엇일까? 그에 대한 최선의 해답은 바로 '수소수'이다.

앞서 언급된 오타 시게오 교수의 연구에서 밝혀졌듯이 수소는 이러한 해로운 활성산소만을 선택적으로 중화시키는 강력한 항산화 작용을 한다. 수소는 활성산소를 제거함으로써 DNA의 수소 결합이 파괴되는 것을 막아주고 유전 정보의 안정성을 유지해준다. 즉 수소는 생명의 가장 기본 단위인 DNA 구조를 형성하고 유전 정보의 정확한 전달을 가능하게 하는 근원적인 역할을 한다. 나아가 활성산소로부터 DNA를 보호함으로써 세포 손상을 막고 질병을 예방하며 건강을 유지하는 데 결정적인 영향을 미친다. 이처럼 수소수는 확실한 치료 메커니즘을 갖고 있으며, 우리 몸의 치료와 건강 유지와 장수에 결정적인 열쇠가 된다.

3. 생명 유지 과정에서 수소수는 활성산소 문제 해결 핵심임

(ATP(고에너지)를 만들고 생명을 유지 시 수소가 핵심임)
(수소수 질병 치료 메커니즘 핵심임)

1) 생명 유지 - 생명 활동 필수 10단계 과정과 활성산소 문제

단계	주요 역할	비교	활성산소 발생
① 음식과 산소 섭취	섭취, 소화, 영양소 운반 영양소 활용 준비	연료와 공기를 엔진에 공급하는 과정	활성산소 발생 거의 없음
② 위에서 소화 흡수			
③ 장에서 소화 흡수			
④ 포도당이 만들어짐			
⑤ 모세 혈관 통과			
⑥ 각기 세포로 운반			
⑦ 세포 내 미토콘드리아 속으로 흡수			
⑧ 산소와 반응	신체 내 에너지(ATP) 생성	엔진이 연료를 태우며 배기가스 발생시킴	활성산소 직접 발생
⑨ 고에너지 ATP를 만듦			
⑩ 생명 활동을 하게 함	에너지 사용	자동차가 달림	활성산소 계속 발생

❶ 이상 10단계 모든 내용은 서로 연결되어 있으며, 하나라도 빠지면 생명 유지가 불가능하다.

❷ 예를 들어, 산소가 없으면 호기성 호흡이 불가능해지고 포도당이 흡수되지 않으면 에너지 생산이 멈추게 된다.

❸ 하지만 8-9단계에서 활성산소가 생겨나므로 이를 해결해야만 한다. 8-9단계에서 점차 증가하는 활성산소를 해결하지 못하면 10단계에서 심각한 문제가 생기고 1-7단계에서도 문제가 생기는 악순환이 발생하게 된다.

❹ 초능력 수소수는 8-9단계의 활성산소 문제를 해결해주는 최고의 해결책이다.
❺ 21세기 현대 의학의 기본 구조가 흔들릴 수 있는 사건이라고 본다.

활성산소는 세포 내 단백질, 지질, DNA 등을 손상시킬 수 있는 강력한 산화제이다. 이를 산화 스트레스라고도 부르는데 이 상태가 지속되고 이를 방치하면 다음과 같은 건강에 악순환이 발생하게 된다.

결과적으로 활성산소 문제를 해결하지 못하면 세포 손상이 누적되고 이는 만성 염증, 노화 가속화, 당뇨, 심혈관 질환, 암 등 심각한 질병으로 이어지게 된다. 다시 말해 활성산소 문제는 발생 이후 10단계만 아니라 1-7단계까지 영향을 끼쳐 끔찍한 신체 문제와 고통, 무기력함을 초래한다.
이 같은 문제에 대한 확실한 대안을 제시하는 것이 바로 수소수의 항산화 능력, 질병 치료 메커니즘이다.

2) 초능력 신적 특이점(싱귤래리티, singularity)인 수소수의 질병 치료 메커니즘

① 초능력 신적 특이점 수소수는 모든 신진대사 과정에 관여한다.
② 초능력 신적 특이점 수소수는 혈류의 흐름을 원활하게 해 준다.
③ 초능력 신적 특이점 수소수는 인체 모든 분야의 건강 파수꾼 역할을 하게 된다.

④ 초능력 신적 특이점 수소수를 음용하고 뜨거운 물로 목욕하면 체온이 0.5 ~ 1℃가량 올라간다.
⑤ 초능력 신적 특이점 수소수의 역할로 인해 결과적으로 신체 면역력이 6배로 증대된다.

첫째, 초능력 신적 특이점 수소수는 모든 신진대사 과정에 관여한다.

마이너스 수소 이온(H^-)은 강력한 환원제(항산화제)로 활성산소를 중화하여 산화 스트레스를 감소시켜 준다. 신진대사는 에너지 생산(ATP 합성), 단백질 합성, 세포 재생 등 다양한 과정을 포함하는데 이 모든 과정은 미토콘드리아 기능과 밀접하게 관련된다. 수소가 활성산소를 제거하면 미토콘드리아가 효율적으로 작동하여 신진대사 전반에 긍정적 영향을 미치게 된다.

이와 관련해 2007년 "수소는 세포 독성 산소 라디칼을 선택적으로 감소시킴으로써 치료용 항산화제로 작용한다(Hydrogen acts as a therapeutic antioxidant by selectively reducing cytotoxic oxygen radicals)"라는 제목의 논문을 일본 동경대학 오타 시게오 박사(연구 총괄 책임자), 일본 의과대학 오사와 이쿠로 박사(논문 제1 저자) 연구팀에서 저명한 학술지인 네이처 메디슨(Nature Medicine)에 게재하였다. 선택적 항산화 작용을 통해 분자 수소가 산화 스트레스로 인한 세포 손상을 줄이고 다양한 질병 모델에서 신경 보호, 염증 감소 등의 치료 효과를 나타냄을 입증했다.

흥미롭게도 연구팀이 보고한 바에 따르면 당시 치료 효과를 나타낸 수소가 비교적 낮은 농도에서도 항산화 작용을 발휘하였다는 것이다. 이는 수소의 농도를 높일 경우 인체에 더욱 뚜렷한 효과를 나타낼 것을 확인시켜준 발표이다.

둘째, 초능력 신적 특이점 수소수는 혈류의 흐름을 원활하게 한다.
활성산소는 혈관 안쪽 벽을 손상시켜 피의 흐름을 방해한다. 그런데 수소 이온이 활성산소를 줄여주면 혈관의 염증과 뻣뻣함이 줄어들어 피가 잘 통하게 된다. 그러면 자연스럽게 영양소와 산소가 온몸으로 더 잘 전달된다.

이와 관련해 2008년 일본 게이오대학 의학부의 하야시다 켄타로 박사는 생화학 및 생물물리학 분야에 세계적 권위를 가진 학술지인 BBRC에 **수소 가스를 흡입하면 심장 손상 부위가 줄어든다는 연구 결과를 발표**하여 **수소가 심혈관계에서 산화 스트레스를 줄이고 혈관 기능을 좋게 한다**는 것을 보여주었다.[20]

셋째, 초능력 신적 특이점 수소수는 인체 모든 분야의 건강 파수꾼 역할을 한다.
수소가 항산화 작용을 통해 세포 손상을 방지한다면 이는 당연히

---

[20] 게이오대학은 일본의 명문 사학 중 하나이며, 특히 게이오대학 의학부는 일본 내에서도 최고 수준의 의과대학이며 하야시다 켄타로 박사는 심장 분야 연구 권위자이다. BBRC에 게재된 해당 논문 원제목은 "수소 가스 흡입이 쥐의 심근 허혈-재관류 손상 모델에서 경색 크기를 줄인다(Inhalation of hydrogen gas reduces infarct size in the rat model of myocardial ischemia-reperfusion injury)"이다.

뇌, 심장, 간, 면역계 등 신체 전반에 걸친 건강을 지킬 수 있게 된다. 산화 스트레스는 다양한 만성질환(암, 당뇨, 신경퇴행성 질환 등)의 공통 요인이다. 수소는 이를 억제하여줌으로 전반적인 건강 유지에 기여하게 된다.

이와 관련해 **일본 동경대 오타 시게오 박사는 2011년 의료 기체 연구(Medical Gas Research)란 학술지에 수소의 항산화 및 항염 증 효과가 인체의 여러 장기를 보호하는데 기여할 수 있음을 주장하였다.**[21]

넷째, 초능력 신적 특이점 수소수를 음용하고 뜨거운 물로 목욕하면 체온이 0.5 ~ 1℃가량 올라간다.

체온 상승은 신진대사율 증가와 관련이 있다. 수소가 미토콘드리아의 에너지 생산 효율을 높이면 ATP 생성이 증가하고 이 과정에서 열이 발생하게 된다. 또한 혈류 개선으로 열 분배가 원활해지면 체온을 상승시켜준다.

이 같은 수소의 효능은 앞서 소개한 오타 시게오 교수와 오사와 이쿠로 박사가 네이처 메디슨에 발표한 "수소는 세포 독성 산소 라디칼을 선택적으로 감소시킴으로써 치료용 항산화제로 작용한다"라는 논문에 포함된 내용이다.

다섯째, 초능력 신적 특이점 수소수로 인한 체온 상승 효과는 인체 면역력을 6배로 증대시킨다.

체온이 상승하면 면역 세포(예: T세포, NK세포)의 활동성이

---

[21] 해당 논문 원제목은 "분자 수소는 새로운 항산화제(Molecular hydrogen as a novel antioxidan)"이다.

증가하고, 혈류 개선으로 면역 물질 전달이 원활해지게 된다. 또한 수소가 산화 스트레스를 줄이면 면역계가 염증에 소모되지 않고 병원체 방어에 집중할 수 있으므로 이처럼 획기적인 면역력 증가를 가능하게 한다.[22]

수소의 면역력 증대 효능은 앞서 소개한 오타 시게오 박사가 2011년 의료 기체 연구란 학술지에 게재한 논문에 포함된 내용이다. 이상의 내용은 수소, 수소수의 질병 치료 메커니즘의 신비를 여실히 보여준다. 이는 단적으로 말해 수소수 안에 초능력이 있다고 해도 과언이 아니다.

서구 의학의 아버지요, 의성(醫聖)이라 일컬어지는 히포크라테스가 체온을 1도 올릴 수 있다면 모든 병을 치료할 수 있다고 하였다. 수소수를 마시고 목욕하면 체온이 1도 오르고 면역력은 6배로 오르게 된다.

히포크라테스는 '체온 1도를 올릴 수만 있다면'이라 하고 그 방법은 찾을 수가 없었다. 하지만 수소, 수소수에 해답이 있다. 수소수는 초능력의 세계, 신적 싱귤래리티의 세계, 건강 문제의 획기적이고 확실한 해답이다. 이것이 바로 수소수 질병 치료 메커니즘이다.

---

[22] 필자 주 : 해당 내용을 비유하면 군대의 모습과 비교할 수 있다. ① 면역 세포란 군대에 비유하면 특수 부대원과 같다. ② 면역 물질이란 군대 보급품에 비유할 수 있다. ③수소가 활성산소를 제거하는 것은 내부 혼란 세력을 정리해주는 것과 같다. ④이상의 결과로 면역력이 증대된다는 것은 특수 부대가 다른 것에 신경 쓰지 않고 외부에서 들어온 적군과도 같은 병원체(암세포, 병원균)와 싸우는 데만 집중한다는 것을 말한다.

21세기 건강의 핵심은 수소수 2-3리터를 음용하고 생활 습관을 개선하여 활성산소의 공격을 막는 것이다. 우리 몸을 우리가 지킬 수 있는 길이 초능력 수소수 음용으로 활짝 열리게 되었다. 21세기 의학의 특이점(싱귤래리티, singularity)은 활성산소가 90% 질병을 일으키고 초능력 수소수가 활성산소를 막을 수 있다는 의학적 메커니즘이 확실하게 밝혀지는 것이다. 이것이 노벨 의학상 수상으로 확정될 것이라 기대한다.

3) 잘못된 생활 습관을 중단해야만 활성산소로부터 자유케 됨
(❶스트레스 ❷공해 ❸과식 ❹과 운동 ❺술 담배 ❻체중 조절(비만) 문제 ❼육식 위주 식습관 등)

활성산소는 우리 몸의 세포를 손상시켜 노화와 질병을 유발하는 주요 원인이다. 이는 앞서 다루었듯 일상생활의 자연스러운 과정 중에도 발생한다. 하지만 잘못된 생활 습관은 활성산소 생성을 폭증시킨다. 이는 스스로 건강을 망치는 일이다.

• **활성산소로부터 건강을 지키기 위해 피해야 할 생활 습관들**

다음은 활성산소로부터 우리 몸을 보호하기 위해 피해야 할 대표적인 그릇된 생활 습관들이다.

첫째, 스트레스이다.
만병의 근원이라고도 불리는 스트레스는 우리 몸의 활성산소 수치를 높이는 주요 원인이다. 스트레스는 호르몬 불균형을 일으

키고 면역 체계를 약화시켜 활성산소의 공격에 더욱 취약하게
만든다. 무조건 감사의 삶, 범사에 감사하는 삶이 그 대책이다.

둘째, 공해이다.
대기 오염 물질, 미세먼지, 화학 물질, 자외선, 전자파 등은 우리
몸에 들어와 활성산소 생성을 촉진한다. 특히 도시 생활이나 산업
지역에 거주하는 사람들은 더욱 주의해야 한다.

셋째, 과식이다.
과식은 소화 과정에서 더 많은 에너지를 필요로 하고 이 과정에서
활성산소가 과도하게 생성한다. 특히 고지방, 고칼로리 음식은
활성산소 생성을 더욱 증가시킨다. 음식은 소량으로 제한하고
채식 위주로 식단을 개선해야 한다.

넷째, 과도한 운동이다.
적절한 운동은 건강에 좋지만, 과도한 운동은 오히려 활성산소
생성을 증가시킨다. 특히 격렬한 운동 후 충분한 휴식을 취하지
않으면 근육 손상과 함께 활성산소가 폭증하게 된다. 하루 30분~1
시간, 1주일에 3~5회 운동량을 실천해야 한다.

다섯째, 술 담배이다.
술과 담배는 대표적인 활성산소 생성 물질들이다. 담배 연기 속
유해 물질과 알코올은 체내에서 활성산소를 생성하고 이는 세포
손상과 질병으로 이어지게 된다. 이 두 가지는 어떤 경우에든

멀리해야 활성산소를 제거할 수 있다.

여섯째, 비만, 체중 관리 문제이다.
비만은 체내 염증을 유발하고 활성산소 생성을 증가시킨다. 특히 복부 비만은 심혈관 질환, 당뇨병 등 다양한 질병의 위험을 높인다.

일곱째, 육식 위주 식습관이다.
육류 위주의 식단, 특히 붉은 고기와 가공육의 잦은 섭취는 체내 활성산소 생성을 증가시키게 된다. 육류를 소화하는 과정에서 우리 몸은 더 많은 에너지를 사용하고, 이 과정에서 활성산소가 발생하며, 육류에 포함된 일부 성분들이 염증 반응을 유발하기도 한다.

특히 자외선, 방사선, 전자파 등의 요인이 활성산소 생성을 촉진하게 된다. 이러한 요인들에 대한 노출을 최소화하는 것이 중요하다.

수소수를 마셔도 잘못된 생활 습관은 치료 효과를 방해함

잘못된 생활 습관은 수소수가 초능력을 우리 몸에서 발휘하는 것을 방해한다. 아무리 수소수를 마신다 해도 잘못된 생활 습관을 끊지 않으면 치료 효과는 감소된다.

폐가 좋지 않은 환자가 폐에 좋은 특효약을 진료받아도 줄담배를 피운다면 간이 좋지 않은 이가 간 기능을 개선하는 약물을 투여받고 매일 폭음을 한다면 어떻게 간이 좋아지겠는가?
수소수가 건강에 유익하지만 건강한 생활 습관을 지키지 않으면 그 효과는 반감되거나 더 나아가 무용하게 된다. 수소수 음용과 더불어 건강한 생활 습관을 유지하는 것 또한 힘써야 한다.

특별은총 하나님의 능력의 역사가 순종하는 자에게 거룩한 삶을 사는 자에게 나타나듯 일반은총 건강의 축복도 초능력의 건강 비결이며 신적 특이점을 갖는 수소수를 규칙적으로 음용하고 건강한 생활 습관을 유지하는 이들이 누리게 된다.

수소수의 질병 치료 메커니즘은 확실하지만 이를 잘 활용하여야 한다. 이를 머릿속에만 두고 그와 반대로 행한다면 어찌 건강한 삶을 기대할 수 있겠는가?

특주 2: 수소수 연구의 촉매가 된 세계 4대 기적의 물[23]

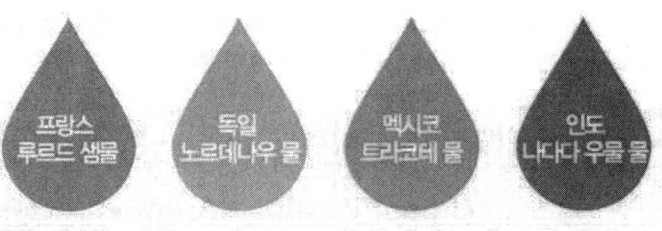

세계 4대 기적의 물을 분석해 본 결과
일반적인 물에는 전혀 포함되어 있지 않은 [수소]가 대량으로 포함되어 있다고 보고 되었으며 유일한 공통점 또한 [수소]를 대량으로 포함하고 있음이 확인되었다. - 일본 규슈 대학 시라하타 사네타카 교수 -

세계 4대 기적의 물은 오랜 세월 동안 치유 효과로 유명해진 샘물들로 프랑스의 루르드 샘물, 독일의 노르데나우 샘물, 멕시코의 트라코테 샘물, 인도의 나다나 샘물을 말한다.
앞서 다룬 것처럼 수소수의 과학적 기반을 제시한 시라하타 사네타카는 세계 4대 기적의 물 중 프랑스 루르드 샘물의 치유 효과가 수소와 관련 있을 거라 보고 연구를 시작했다고 하였다. (2007년 오타 시게오 교수가 네이처 메디슨에 게재한 ": 수소는 세포 독성 활성산소를 선택적으로 환원시킴으로써 치료적 항산화제로 작용한다"는 논문 중에서) 즉 이들 기적의 물은 수소수 연구의 중요한 매개체가 된 것이다.
각각을 소개하면 다음과 같다.

---
23) 사진 출처 : 식품 음료 신문 2015. 12. 22 기사 중

1) 프랑스 루르드 샘물 (Lourdes Spring, France)

- 장소: 프랑스 남서부 피레네산맥 근처의 루르드(Lourdes)라는 작은 마을에 있는 마사비엘 동굴 근처 샘이다.
- 치료와 관련된 이야기: 1858년, 14세 소녀 베르나데트 수비루(Bernadette Soubirous)가 샘물을 발견했다. 이후 이 물을 마시거나 몸에 바른 사람들이 불치병(암, 맹증, 마비 등)이 나았다는 보고가 이어졌다. 예를 들어, 19세기 말 한 맹인 여성이 이 물로 눈을 씻고 시력을 되찾았다는 사례가 유명하다. 현재까지 루르드 성지에서는 약 7,000건의 치유 사례가 보고되었다. 그리고 연간 500만 명이 이곳을 방문했다고 한다.
- 수소수와의 연결: 루르드 샘물은 분석 결과 수소 함량이 약 800ppb(parts per billion)로, 일반 물(0.1ppb 이하)보다 800배나 높다.

2) 독일 노르데나우 샘물 (Nordenau Spring, Germany)

- 장소: 독일 노르더 라인 베스트 팔렌주(North Rhine-Westphalia)의 노르데나우 마을에 있는 석회암 동굴 안 샘이다.
- 치료와 관련된 이야기: 1990년대 초, 이 동굴에서 나온 물을 마신 사람들이 암, 당뇨, 만성 통증 등이 개선되었다고 주장하며 유명해졌다. 예를 들어 한 암 환자가 이 물을 꾸준히 마신 후 종양이 줄었다는 이야기도 있다. 독일 TV 다큐멘터리에서도 이 물을 마신 후 건강이 좋아졌다는 사례가 소개되며 화제가 됐다. 연간 300여만 명이 이곳을 찾았다.
- 수소수와의 연결: 노르데나우 샘물은 수소 함량이 약 200~300ppb로 측정된다. 높은 수소 농도가 활성산소를 중화시켜 세포 손상을 줄이고 치유를 도왔을 것으로 추측된다.

3) 멕시코 트라코테 샘물 (Tlacote Spring, Mexico)

- 장소: 멕시코 케레타로(Querétaro) 주의 트라코테 마을에 있는 샘이다.
- 치료와 관련된 이야기: 1991년, 한 농부가 이 샘물을 마신 후 오

랜 병이 나았다는 소문이 퍼지며 주목받았다. 이후 당뇨병, 고혈압, 관절염 환자들이 이 물을 마시고 증상이 호전되었다는 여러 보고가 뒤따랐다. 1990년대에는 연간 300여만 이상이 방문해 물을 길어 갔다고 한다.
- 수소수와의 연결: 트라코테 샘물은 수소 함량이 약 300~410ppb 이다. 바로 이 같은 수소가 항산화 작용으로 염증을 줄이고 건강을 개선한 것으로 본다.

4) 인도 나다나 샘물 (Nadana Spring, India)

- 장소: 인도 북부 펀자브(Punjab)주의 나다나 마을 근처 샘이다.
- 치료와 관련된 이야기: 이 샘물은 수백 년간 지역 주민들 사이에서 신성한 물로 여겨졌다고 한다. 피부병, 소화불량, 만성 피로를 앓던 사람들이 이 물을 마시거나 목욕하며 나았다고 한다. 성경 열왕기하 5장의 나아만의 치유 기사와 흡사하게 한 피부병 환자가 물에 몸을 담갔다가 증상이 사라졌다는 이야기도 있다.
- 수소수와의 연결: 나다나 샘물은 수소 함량이 약 100~200ppb 로 측정된다. 수소의 항산화 효과가 피부 염증이나 소화기 문제를 완화했을 것으로 추측한다.

이상 4대 기적의 물은 수소 용존량 단위인 ppb 수치가 연구자마다 서로 다르다. 이는 수소수 측정 방법과 수소수 상태에 따라 다르게 나타나기 때문이다.

한편 4대 기적의 물은 2000년 일본의 여러 TV 방송에서 그 신비성을 해명하고자 경쟁적으로 방송하였다. 그런데 4대 기적의 물의 신비성을 시라하타 사네타카 규슈대 교수가 수소수임을 밝혀 세상에 '수소수'로 알려지게 되었다.

5) 현재 기적의 물은 존재하지 않음

이와 관련하여 연세대 의대 교수인 이규재 박사(한국 물학회 회장)는 앞서 다룬 세계 4대 기적의 물은 수소수가 고갈되었음을 밝히며 "세계에서도 유일하게 한국 태안에서 수소가 나온다."라고 밝혔다. (주간 태인 신문 2016년 4월 1일 자 기사 중)
또한 전 카이스트 이재규 대학원장은 "태안 수소는 국내뿐만 아니라 세계에서도 유일하게 수소가 나오는 물이다. 세계적으로 수소가 나오는 곳은 3-4곳 있었지만, 지금은 더 이상 나오지 않는다. 태안 수소가 유일하다."라고 밝혔다. (금강일보 2020년 11월 16일 자 기사 중)
여기서 말하는 태안 수소수는 충청남도 태안군 장산리에 소재한 것으로 이 또한 태안군에서 자진 폐공한 상태로 현재 운영되지 않고 있다. (뉴스포털 20. 11. 16) 앞서 말한 4대 기적의 물이나 태안의 수소수나 현재는 고갈되거나 운영되지 않고 있다. 설령 수소수가 난다고 한들 어떻게 그곳에까지 갈 수 있겠는가?
하지만 수소 이온수는 과학적으로 검증되었으며, 확실한 수소 함량을 담고 있다. 또 쉽게 이를 활용할 수 있다. 이를 적극 활용하고 수소수를 매일 음용한다면 앞서 소개된 세계 4대 기적의 물의 장소에서 있었던 것들보다 더 월등한 건강 개선 및 질병 치유 효과 등을 개인적으로도 가정적으로도 체험하게 될 것이다. 초능력, 신적 특이점을 가진 수소수의 건강 축복을 확실하게 체험하게 될 것이라 확언한다. 한 가지 주목할 점은 전기분해 수소수가 천연수소수보다 ppb 용존량이 월등히 높다는 것이다. 즉 전기분해 수소수의 과학적 업적으로 인한 결과가 천연수소수의 효능을 월등히 넘어설 정도로 탁월하다는 것이다.

三. 항산화 효소, 항산화제, 수소수의 활성산소 제거 능력

수소 의학 핵심 3가지

1. 수소수의 질병 치료 학자들 주장

1) "21세기에는 대다수 사람들이 질병 없는 세상을 만들 수 있다는 확신을 가질 수 있다." (하야시 히데미쯔 수소수 연구 창시자)
2) "수소수의 효능이라면 질병 치유는 아무 것도 아니다."(시라하타 사네타카 규슈대 교수)
3) "수소수는 텔로미어 길이 감소를 억제하며 노화를 방지해준다."(이규재 연세대 교수)

2. 수소수의 성경적 근거

1) 수소 근거 = 창1:2, '수면'
2) 수소수 치료 근거 = 베데스다 못 물이 움직일 때 낫지 않는 병이 없음(요5:2-4)
3) 수소수 질병 없는 삶 근거 = 물로 병을 제함(출25:23 ⓗ) '쓰르' '끝나다, 떠나다 의미)

3. 활성산소 핵심

1) 활성산소가 질병의 원인 = 하야시 박사 100%, 존스 홉킨스 의과대학 90%
2) 활성산소 역할 = ①산화 ②염증 ③암과 질병 ④노화 ⑤죽음
3) 활성산소 제거 = ①항산화 효소(△) ②항산화제·항산화 식품(△) ③수소수만 완전 제거(O)

엔트로피 = ①산소 세포에서 전자강탈 ▶②마찰열 ▶③원자쓰레기 ▶④산화 ▶⑤염증 ▶⑥질병 ▶⑦죽음
수소 명칭 = ①헨리 케번디시가 1766년 발견 ▶②앙투안 라부아지에 (화학의 아버지) 1783년 '수소' 명명

흰돌 수소 의학 건강 연구소
(전인구원 전인치유 : 질병 없는 삶)

1. 성경적 근거

① 양식과 물에 복을 내려 병을 제함 (출23:25)
② 베데스다 못 모든 병을 고침 (요5:2-4)
③ 생명수 강 좌우 나무 잎사귀가 만국을 치료함 (계22:1-2)

2. 수소 의학 창시자 하야시 히데미쯔 박사가 말하는 수소 풍부수의 효과 핵심

"평소에 수소가 풍부한 물을 마시고 있다면 병에 걸릴 일은 거의 없다. 평소에 보통 물을 마시고 있는 사람은 언제든지 병에 걸릴 확률이 높다. 투병 중에 수소가 빠져나간 물을 마신다면 병이 개선되기를 기대하는 것은 힘들다. 투병 중인 사람이 수소가 풍부한 물을 마신다면 병이 빨리 개선된다." (하야시 히데미쯔 [수소 풍부수] 202쪽 중에서)

3. 수소수 연구 권위자 시라하타 사네타카 박사(규슈대 교수)가 말하는 암세포에 대한 수소수의 놀라운 작용

"암 세포는 무한대 수명을 가진 난폭한 세포이다. 수소수는 암세포 증식을 억제하여 수명이 한정된 세포로 바꾼다. 암세포의 전이 침윤 및 새로운 혈관 생성을 억제한다. 종양의 면역을 활성화한다. 백혈병 세포를 정상 세포로 분화 유도한다." (시라하타 사네타카 [힐링 워터] 110쪽 중에서)

1. 첫째, 항산화 효소가 질병의 원인, 활성산소를 막아줌
◆ 핵심 : 20세 이후는 감소 및 단절됨 ◆

활성산소는 몸에 해로운 산소 분자로 세포를 손상시켜 노화와 질병을 유발한다. 항산화 효소는 이러한 활성산소를 무해한 물질로 바꿔 세포 손상을 막는 역할을 한다.

1) 항산화 효소의 의미

(1) 항산화 효소의 기본 이해

항산화 효소는 우리 몸에서 자연적으로 만들어지는 물질이다. 활성산소로 인한 세포 손상을 막는 역할을 한다.

(2) 항산화 효소 생성 과정

① 유전자 발현 : 항산화 효소를 만드는 역할을 하는 유전자가 세포의 핵 안에서 활성화된다. 이는 마치 우리 몸에 문제가 생겼을 때 세포 안의 DNA라는 설계도에서 문제를 해결할 항산화 효소를 만드는 방법이 적힌 쪽지를 꺼내는 것과 같다. 이 쪽지와 같은 기능을 하는 것이 mRNA(messenger RNA, 메신저 리보핵산)이다.[24]

② 단백질 합성: mRNA는 리보솜(ribosome, 단백질을 만드는 공장)

---

24) 필자 주 : DNA가 유전 정보를 저장하는 '일종의 집의 설계도'라면, RNA는 이 설계도를 바탕으로 단백질을 만들거나 유전자 발현을 조절하는 등 실질적인 일을 처리하는 '목수'나 집을 짓는데 필요한 건축 자재를 만드는 '공장' 역할을 한다.

으로 이동하여 항산화 효소 단백질을 만든다. 리보솜은 mRNA의 정보를 따라 항산화 효소 단백질을 만드는 공장과 같다. 이 과정에서 여러 아미노산이 서로 결합하여 특정한 모양의 항산화 효소가 만들어진다.

③ 효소 활성화: 이렇게 만들어진 항산화 효소는 활성산소를 우리 몸에 해롭지 않은 물질로 바꿔준다.

(3) 항산화 효소 생성과 관련하여 영향을 주는 것들

① 타고난 능력: 사람마다 항산화 효소를 만드는 능력이 다르다.
② 좋은 재료: 비타민, 미네랄 같은 좋은 재료가 있어야 항산화 효소를 잘 만들 수 있다.
③ 건강한 생활 습관 : 규칙적인 생활, 적절한 운동, 숙면, 스트레스 관리 등은 항산화 효소 생성을 용이하게 한다.
④ 좋지 않은 생활 습관 : 반대로 불규칙적 생활, 운동 부족, 과도한 운동, 과로, 수면 부족, 담배, 술, 과식, 체중관리 실패로 인한 비만 등은 항산화 효소 생성을 방해한다.

해당 내용은 미국 의사이자 과학자인 토렌 핀켈(Toren Finkel)이 2000년 세계 최고 권위를 갖는 과학 학술지인 '네이처(Nature)'에 발표한 "산화제, 산화 스트레스와 노화의 생물학(Oxidants, oxidative stress and the biology of ageing)"이란 논문의 239-247쪽을 참고하여 재편집한 것이다. 이 논문은 활성산소로 인한 스트레스(산화 스트레스)가 노화를 앞당기는 과정과 항산화 효소가 몸을 보호하는 역할을 과학적으로 분석한 내용이다.

2) 항산화 효소의 기능

① 세포 보호: 활성산소로부터 세포를 보호하여 세포 손상되는 것을 막고 세포가 건강한 기능을 유지하도록 돕는다.

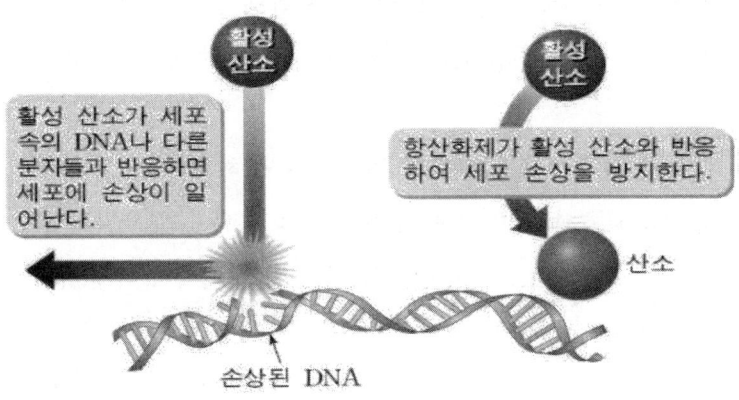

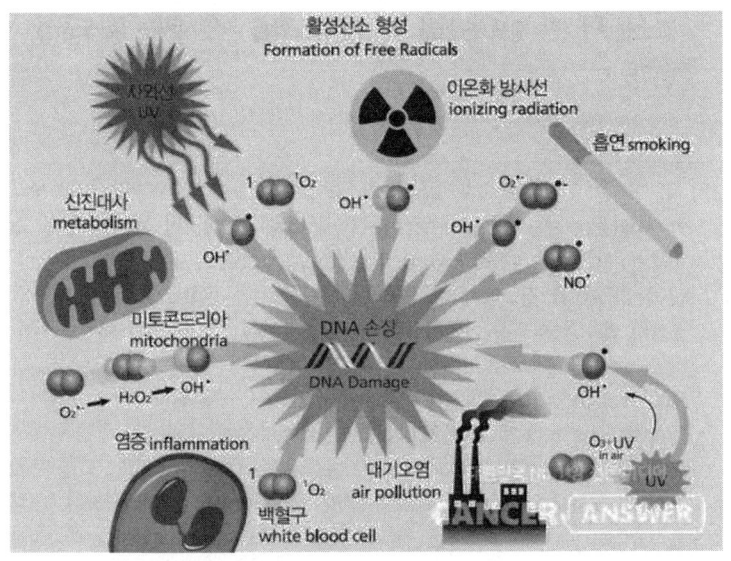

활성산소 형성 원인과 인체 악영향 (암 전문 미디어 캔서 앤서, 2020.8.31.기사 중)

활성산소는 우리가 살아 있는 동안 계속 생긴다. 숨 쉬고 생활하는 과정은 물론, 술 마시고 담배 피우는 등 좋지 않은 생활 습관, 그리고 자외선이나 오염물질 같은 외부 환경 때문에 생긴다. 이 활성산소는 불안정한 산소 분자로 세포를 공격해서 DNA(유전 정보를 담고 있는 물질), 단백질, 세포막(세포를 둘러싼 막) 등을 손상시켜 '세포 산화(세포가 녹슬거나 망가지는 현상)'를 일으킨다.

항산화 효소는 활성산소와 반응하여 무해한 물질로 바꾸어 세포를 보호한다. 마치 우리 몸속에 방패 혹은 보호막과 같은 역할을 하여 세포가 활성산소의 공격으로부터 안전하게 유지될 수 있도록 돕는 역할을 한다.[25]

② **노화 방지**: 세포 손상은 노화의 주요 원인 중 하나인데 항산화 효소는 이러한 세포 손상을 억제하여 노화를 지연시키는 데 도움을 준다.

---

[25] 이 내용은 독일 생리학자 헬무트 지스(Helmut Sies)가 1997년 '실험 생리학 저널(Journal of Experimental Physiology)'에 발표한 논문인 "산화 스트레스: 산화제와 항산화제(Oxidative stress: oxidants and antioxidants)" (291-295쪽)를 참고해서 정리했다. 이 논문에서는 산화 스트레스의 정의와 항산화 효소가 세포를 어떻게 보호하는지를 다루고 있다. 또한 어빈 프리도비치(Irwin Fridovich)가 1995년 '생화학 연례 리뷰(Annual Review of Biochemistry)'에 기고한 "슈퍼옥사이드 라디칼과 슈퍼옥사이드 디스뮤타제(Superoxide radical and superoxide dismutase)" (64, 97-112쪽)에서도 SOD(슈퍼옥사이드 디스뮤타제, superoxide dismutase, 초산화물 분해 효소)가 활성산소를 없애서 세포 손상을 막는 과정을 설명하고 있다. 배리 홀리웰(Barry Halliwell)과 존 거터리지(John M.C. Gutteridge)의 책 [생물학과 의학에서의 활성산소](Free Radicals in Biology and Medicine)에서도 항산화제가 세포를 보호하는 방식이 자세히 설명되어 있다.

세포 손상은 노화의 중요한 원인 중 하나이다. 활성산소로 인한 지속적인 세포 손상은 세포 기능을 떨어뜨리고 노화를 촉진한다. **항산화 효소는 세포 손상을 막는 것으로 손상이 생기기 전에 미리 관리하고 유지 보수하는 기능을 한다.** 다시 말해 항산화 효소는 세포가 건강한 기능을 유지하고 노화를 늦추는 데 도움을 준다. 비유하자면 항산화 효소는 우리 몸의 노화 시계를 늦추는 역할을 한다.[26]

③ 질병 예방: 암, 심혈관 질환, 신경 퇴행성 질환 등 다양한 질병의 원인이 되는 활성산소를 억제하여 질병 예방에 도움을 준다.

활성산소는 암(세포의 돌연변이, 즉 유전자 변이를 일으킴), 심혈관 질환(혈관 벽을 손상시켜 동맥경화 등의 질환을 유발함), 신경 퇴행성 질환(알츠하이머병처럼 뇌 신경이 손상되는 질환) 등 여러 질병의 원인이 된다. 예를 들어, 활성산소가 혈관 벽을 손상시키면 동맥경화와 같은 심혈관 질환을 일으킨다. 항산화 효소는 활성산소를 제거해서 이런 질병이 생길 위험을 줄여준다. 활성산소로 인한 세포 손상을 막아 암세포의 성장과 퍼짐을 억제하기도 한다.[27]

---

[26] 이 내용은 미국 의사이자 화학자 덴엄 하먼(Denham Harman)이 1956년 11월 '노인학 저널(Journal of Gerontology)'에 실은 논문 "노화: 자유 라디칼과 방사선 화학에 기반한 이론(Aging: a theory based on free radical and radiation chemistry.)"(283-300쪽)을 참고했다. 추가적으로 헬무트 지스의 1997년 논문 "산화 스트레스: 산화제와 항산화제"(291-295쪽)에서도 세포 손상 억제와 노화 지연의 연관성을 소개하고 있다.

[27] 이와 관련해서는 슬로바키아 출신 화학자 마리안 발코(Marian Valko)가 2007년 1월 '국제 생화학 및 세포 생물학 저널(International Journal of Biochemistry and Cell Biology)'에 발표한 논문 "정상 생리 기능과 질병에

④ 면역 기능 강화: 항산화 효소는 면역 세포를 보호하고 면역 기능을 강화하여 감염 및 질병에 대한 저항력을 높인다.

우리 몸의 면역 세포는 활성산소에 약하다. 면역 세포는 우리 몸을 방어하는 중요한 역할을 하지만 활성산소 때문에 손상될 수 있다. 면역 세포가 손상되면 당연히 면역 기능이 떨어져서 감염이나 질병에 대한 저항력이 약해진다.

항산화 효소는 면역 세포를 보호하고 면역 기능을 강화하여 우리 몸의 방어 시스템을 튼튼하게 한다. 항산화 효소는 면역 세포가 활성산소의 공격으로부터 안전하게 유지되도록 돕고 면역 세포의 활동을 촉진하여 감염과 질병에 대한 저항력을 높여준다.[28]

⑤ 항산화 효소 기능의 비유적 이해 : 몸속의 '수리공' 또는 '부식 방지제'로 이해할 수 있다.

항산화 효소의 역할은 기계 수리, 집 보수, 옷 수선과 같은 비유로 표현할 수 있다. 정확히는 손상을 직접 복구하기보다는 손상이 발생하지 않도록 예방하는 '부식 방지제'나 '예방적 유지보수'에

서의 활성산소와 항산화제(Free radicals and antioxidants in normal physiological functions and human disease)" (44-84쪽)를 참고했다. 이 논문에서는 암, 심혈관 질환 등에서 활성산소의 역할과 이를 억제하는 항산화 효소의 중요성을 분명하게 밝히고 있다.

[28] 이 주장에 대해서는 이란 출신 미국 영양학자 시민 닉빈 메이다니(Simin Nikbin Meydani)가 2005년 '미국 임상 영양학 저널(American Journal of Clinical Nutrition)'에 발표한 논문 "노인에 대한 항산화제와 면역 반응 (Antioxidants and immune response in aged persons.)"(581-585쪽)을 참고했다.

가까운 기능을 한다. 즉 세포와 조직이 '녹스는 것'을 막아 건강을 유지하는 데 기여한다는 것이다.29)

이상을 종합하여 요약하면 항산화 효소는 활성산소를 억제하여 세포를 보호하고 노화를 지연시키며, 질병을 예방하고 면역 기능을 강화하는 다각적인 역할을 한다. 앞서도 다루었듯 항산화 효소는 우리 몸의 '경호원', '부식 방지제', '예방적 수리공'으로 비유될 수 있다. 그렇기에 항산화 효소는 건강 유지와 질병 저항력 증진에 필수적이다.

3) 항산화 효소와 노화의 상관관계

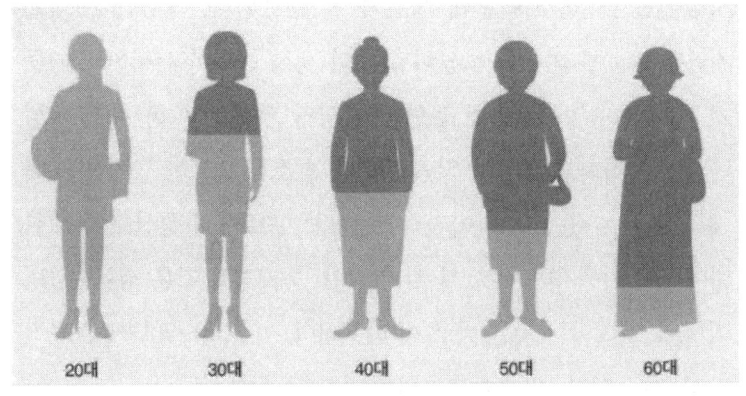

연령 증가에 따른 항산화 효소의 비율 감소

"나이를 먹어감에 따라 조금씩 약해져 활성산소를 제거할 힘이 부족해져 간다. 특히 가장 강한 항산화력을 가진 항산화효소를 체내에서 만들어내는 힘은 20세 정도가 피크이며, 그 이후에는 하향곡선을 그리게 된다. 40세를

---

29) 이와 관련해서는 '실험 생리학 저널(Journal of Experimental Physiology)' 1997년 제82권 (291-295쪽)에 실린 헬무트 지스의 논문 "산화 스트레스: 산화제와 항산화제(Oxidative stress: oxidants and antioxidants)"에서 이런 비유적 역할을 언급하고 있다.

넘을 때 즈음에는 항산화력은 더욱 저하되고 20대의 반 정도가 되어 버린다고 한다. 이 시기에 암과 동맥경화 등 생활 습관성 질병의 그림자가 아른거리기 시작할 때이다." (지은상 [이제는 수소수이다], 98쪽)

우리 몸은 나이를 먹을수록 항산화 효소를 만드는 능력이 점점 떨어진다. 항산화 효소는 활성산소라는 해로운 물질을 없애주는 역할을 하는데, 이 힘이 약해지면 활성산소가 몸속에서 쌓이게 된다. 그 결과 노화가 가속화되고 여러 질병에 노출되는 것이다. 특히, SOD라 불리는 강력한 항산화제인 '슈퍼옥사이드 디스뮤타제(superoxide dismutase, 한글로 말하면 '초산 화물 분해효소')' 와 같은 효소는 20세 무렵에 가장 활발하게 만들어진다. 젊은 시절에는 이 효소 덕분에 세포가 잘 보호된다. 하지만 20세를 지나면 SOD를 비롯한 항산화 효소의 생성 능력이 서서히 줄어들기 시작한다. 이후 30대 무렵에는 상당 부분 항산화 효소 생성 능력이 약화되고 40세가 되면 항산화 효소를 만드는 능력이 20대 때의 절반 수준으로 떨어진다고 한다. 이로써 활성산소에 대한 방어력이 약해지며 주로 이 시기에 암, 동맥경화 같은 생활습관병이 슬슬 나타나는 것은 바로 이 때문이다. 이후 60-70대에 90%가량이 감소하고 80대에는 100%가 감소한다.

항산화력이 떨어지면 몸속에서 산화 스트레스(활성산소로 인한 스트레스)가 쌓이게 된다. 이 산화 스트레스는 노화뿐만 아니라 암, 심혈관 질환 같은 심각한 질병을 일으키는 주요 원인이다.[30]

---

30) "질병의 90% 활성산소 때문 '항산화 효소'를 늘려라" 헬스조선 2017.5.29. 기사 중에서

2. 둘째, 항산화제는 질병의 원인인 활성산소 제거에 큰 도움을 줌
◆ 핵심 : 도움은 되나 예방과 치료는 불가능하며 부작용이 있음 ◆

1) 항산화제의 기본 이해 (네이버 지식 백과 참조, 필자 재정리)

항산화제(antioxidant)는 우리 몸을 망치는 '나쁜 산소'라 할 수 있는 활성산소를 막아주는 물질이다. 활성산소는 몸 안에서 자연스럽게 생기거나 햇빛, 공해 같은 외부 요인 때문에 만들어지는데 세포를 망가뜨려 병을 일으킨다. 항산화제는 이 같은 손상을 줄여 건강을 지켜주는 역할을 한다.

쉬운 예로 항산화제는 몸속에서 산화(쉽게 말해 '녹스는 것'처럼 세포가 망가지는 과정)를 막아주는 방패와 같은 역할을 한다. 예컨대 사과를 자르면 시간이 지나면서 갈색으로 변한다. 그리고 결국 상하게 된다. 이 또한 활성산소 때문에 산화가 일어난 결과이다. 이 같은 사과를 자른 표면에 레몬즙(비타민 C가 풍부한 항산화제)을 뿌리면 갈색으로 변하는 것을 늦추게 된다. 항산화제는 우리 몸에서도 비슷하게 세포가 녹슬지 않도록 막아주고 보호해주는 역할을 한다.

2) 인체 부위별로 도움을 주는 항산화제

① 심장 (Heart) = 비타민 E와 폴리페놀
심혈관 질환(심장이나 혈관에 생기는 병)을 예방하는 데 도움을 주는 항산화제로는 비타민 E와 폴리페놀 등이 있다. 이 물질들은 콜레스테롤 (cholesterol, 혈액 속에 있는 지방 성분)이 산화되는 것을 막아서 동맥경화(혈관이 딱딱해지는 병), 심혈관 질환이 생길 위험을 줄이는 데 기여한다.31)

② 뇌 (Brain) = 비타민 C와 E

항산화제는 뇌의 신경 세포를 산화 스트레스(활성산소로 인한 손상)로부터 보호해서 알츠하이머병이나 파킨슨병 같은 '신경퇴행성 질환 (neurodegenerative disease, 뇌 신경이 손상되면서 나타나는 병)'의 위험을 줄여준다. 비타민 C와 E가 특히 효과가 좋은 것으로 알려져 있다.32)

③ 피부 (Skin) = 비타민 C와 E, 폴리페놀

비타민 C와 E, 폴리페놀은 자외선(햇빛 속 해로운 빛) 때문에 생기는 피부 손상을 줄이고, 콜라겐 (collagen, 피부 탄력을 유지하는 단백질) 생성을 촉진해서 피부 노화를 늦추는 효과를 보여준다.33)

---

31) 이와 관련된 대표적인 연구는 미국 오리건 주립대학교의 생화학 및 생물물리학 교수이자 항산화제와 심혈관 건강 분야의 세계적인 권위자인 발츠 프라이(Balz Frei)가 '식품 과학 및 영양에 관한 비판적 리뷰(Critical Reviews in Food Science and Nutrition)' 저널 1995년 35권 1-2호 84-98쪽에 발표한 "항산화제와 심혈관 질환(Antioxidants and Cardiovascular Disease)" 논문이다. 이 논문에서는 항산화제가 산화를 억제하고, 동맥경화가 시작되는 핵심 단계를 막는다는 내용을 자세히 설명하고 있다.
32) 이와 관련된 연구로는 독일 마인츠 대학교의 신경과학자 크리스티안 벨(Christian Behl)이 쓴 책 '[산화 스트레스와 신경 퇴행성 장애] (Oxidative Stress and Neurodegenerative Disorders)'가 있다. 크리스티안 벨은 이 책에서 비타민 C와 E가 신경 세포의 산화 손상을 줄여 신경퇴행성 질환의 위험을 잠재적으로 낮춘다는 사실을 밝혀주었다.
33) 이와 관련해서는 한국의 피부과 전문의이자 연구자인 이귀은 박사가 피부과

④ 간 (Liver) = 글루타티온

간의 경우 글루타티온 같은 항산화제가 독소(몸에 해로운 물질)를 없애는 과정(해독 작용)을 돕고 술이나 약물 때문에 생기는 산화 손상을 줄여준다고 한다.[34]

⑤ 눈 (Eyes) = 루테인과 제아잔틴 등

눈의 경우 루테인과 제아잔틴 같은 항산화제가 효과적이다. 이 항산화제들은 '망막 (retina, 눈 속에서 빛을 느끼는 부분)'을 산화 스트레스로부터 보호해서 '황반변성 (age-related macular degeneration, 나이가 들면서 망막의 중심 부위가 손상되어 시력이 나빠지는 병)'을 예방하는 데 기여한다고 한다.[35]

학 분야의 세계 최고 수준 학술지인 '피부 과학 조사 저널(Journal of Investigative Dermatology)' 2001년 111권 5호 1,212-1,217쪽에 발표한 논문 "노화 및 광노화에 따른 표피의 효소적 및 비효소적 항산화제 변화 (Aging- and Photoaging-Dependent Changes of Enzymic and Nonenzymic Antioxidants in the Epidermis)"가 대표적이다. 이귀은 박사는 이 논문에서 "비타민 C와 같은 피부에 바르는 항산화제(국소 항산화제)는 자외선으로 인한 산화 스트레스로부터 피부를 보호하고 콜라겐 합성을 돕는다"라고 밝혔다.

34) 이와 관련해서는 미국 텍사스 A&M 대학교의 영양학 및 생화학 교수이자 글루타티온과 건강 관련 권위자인 궈야오 우(Guoyao Wu)가 영양학 분야의 권위 있는 학술지인 '영양학 저널(Journal of Nutrition)' 2004년 134권 3호 489-492쪽에 발표한 "글루타티온 대사와 건강에 미치는 영향 (Glutathione Metabolism and Its Implications for Health)" 연구가 대표적이다. 이 연구에서 궈야오 우 박사는 글루타티온이 간에서 활성산소를 없애는 데 중요한 역할을 하고, 산화 손상으로부터 간을 보호한다는 사실을 밝혀주었다.

35) 이와 관련된 내용은 미국 터프츠대학교의 생화학 명예교수이자 '카로티노이드 (carotenoid, 루테인, 제아잔틴 등 눈 건강에 좋은 색소)'와 시력 건강 연구의 선구자인 노먼 크린스키(Norman I. Krinsky) 박사의 연구가 대표적이다. 노먼 크린스키 박사는 영양학 분야 최고 수준의 리뷰 저널인 '영양학

3) 항산화제로 우수한 것들

① 비타민 C = 브로콜리, 고추, 오렌지 등

비타민 C는 강력한 '수용성 항산화제 (water-soluble antioxidant, 물에 잘 녹는 항산화제)'로 활성산소를 중화(해롭지 않게 만듦)하고 세포 손상을 막는다. 또한 면역력을 높이고 콜라겐 생성을 돕는다.36)

② 비타민 E = 견과류, 씨앗, 생선 등

비타민 E는 '지용성 항산화제 (fat-soluble antioxidant, 지방에 잘 녹는 항산화제)'로 세포막(세포를 둘러싼 막)을 활성산소로부터 보호하고 산화 스트레스를 줄인다. 심혈관 건강에도 기여한다.37)

연례 리뷰(Annual Review of Nutrition)' 2003년 23권 171-201쪽에 "눈에서 루테인과 제아잔틴의 보호 역할의 생물학적 메커니즘(Biologic Mechanisms of the Protective Role of Lutein and Zeaxanthin in the Eye)"이라는 제목의 논문을 발표했다. 이 논문에서 노먼 크린스키 박사는 루테인과 제아잔틴이 망막에서 항산화제로 작용하여 노화 관련 황반변성 위험을 줄인다는 것을 밝히고 증명했다.

36) 이와 관련해서는 미국의 화학자이자 노벨상을 두 번이나 받은(화학상 1954년, 평화상 1962년) 라이너스 폴링(Linus Pauling)의 책 '[비타민 C와 감기](Vitamin C and the Common Cold)'에서 자세히 다루고 있다. 그는 이 책에서 비타민 C가 감기 예방과 암 치료에 효과적이라고 주장하며 항산화제로서의 중요성을 강조했다.

37) 이와 관련해서는 1922년 비타민 E를 발견한 미국 생화학자 허버트 에반스(Herbert M. Evans)가 '사이언스(Science)'지 56호 650-651쪽에 발표한 "생식에 필수적인, 지금까지 알려지지 않은 식이 요인의 존재에 대하여(On the existence of a hitherto unrecognized dietary factor essential for reproduction.)"라는 제목의 논문에서 자세히 다루고 있다. 그는 이 논문에서 비타민 E가 항산화제로서 세포 보호에 중요하다는 사실을 밝혔다.

③ 셀레늄 = 견과류, 씨앗, 생선 등

셀레늄은 우리 몸에 필요한 '미량 원소 (몸에 필요하면서 양이 매우 적은 무기물)'로 항산화 효소(우리 몸에서 활성산소를 없애는 단백질)의 활동을 돕는다. 또한 활성산소를 없애고 세포를 보호한다.[38]

④ 코엔자임 Q10 = 연어, 고등어, 시금치, 견과류 등

코엔자임 Q10은 세포 안에서 에너지를 만드는 것을 돕고 항산화제로서 '지질 과산화 (지방이 산화되어 손상되는 현상)'를 막는다. 특히 심장 건강과 노화 방지에 이롭다.[39]

⑤ 멜라토닌 = 수면 유도

멜라토닌은 잠을 유도하는 호르몬(몸에서 만들어지는 화학 물질)이자 강력한 항산화제로 활성산소를 없애고 염증(몸속에서 일어나는 반응으로 붓거나 열이 나는 현상)을 줄인다.[40]

---

[38] 이와 관련해서는 1973년 셀레늄이 '글루타티온 퍼옥시데이스 (glutathione peroxidase)'라는 항산화 효소의 필수 성분임을 발견한 미국 생화학자 존 로트럭(John Rotruck)이 1973년 '사이언스(Science)'지 179호 588-590쪽에 발표한 "셀레늄: 글루타티온 과산화효소의 구성 성분으로서의 생화학적 역할(Selenium: Biochemical role as a component of glutathione peroxidase.)" 논문에 자세히 설명되어 있다.

[39] 이에 대해서는 1957년 코엔자임 Q10을 발견한 미국 생화학자 프레드릭 크레인(Frederick L. Crane)이 '바이오치미카 에트 바이오사이시카 엑타(Biochimica et Biophysica Acta)' 저널에 발표한 "소 심장의 미토콘드리아로부터 퀴논의 분리(Isolation of a quinone from beef heart mitochondria.)"라는 제목의 논문 220-221쪽에 해당 내용을 자세히 다루고 있다.

[40] 이에 대해서는 미국 신경내분비학자이자 멜라토닌의 항산화 특성 연구의 권위자인 러셀 라이터(Russel J. Reiter)가 '뉴욕 과학 아카데미 연보(Annals of the New York Academy of Sciences)' 786호에 발표한 "활성산소 제

⑥ 엔 아세틸 시스테인 = 양파 마늘 등

엔 아세틸 시스테인은 줄여서 NAC라고도 한다. 이는 중요한 항산화제의 하나인 글루타티온의 전 단계 물질이며, 해독 작용(몸 속 독소를 없애는 것)과 활성산소 제거를 돕는다.41)

⑦ 그 외 항산화제: 베타카로틴(당근), 안토시아닌(포도), 케르세틴(양파), 폴리페놀(녹차), 다이인돌릴메탄(브로콜리, 양배추), 각종 색깔 있는 채소류, 과일 등

이러한 다양한 항산화제들은 각기 다른 방식으로 활성산소(불안정한 산소 분자)를 없애고 세포를 보호하는 역할을 한다. 예를 들어, 베타카로틴은 몸속에서 비타민 A로 바뀌어 시력 건강과 면역 기능에 도움을 주며, 강력한 항산화제로 작용한다. 안토시아닌은 눈 건강과 혈관 건강에 유익한 것으로 알려져 있고 케르세틴과 폴리페놀은 염증(몸속에서 일어나는 반응으로 붓거나 열이 나는 현상)을 줄이고 항암 작용을 돕는다고 알려져 있다. 다이인돌릴메탄은 호르몬 균형을 돕고 세포 건강에 기여할 수 있다.42)

거제로서의 멜라토닌: 노화 및 노인성 질환에 대한 영향(Melatonin as a free radical scavenger: Implications for aging and age-related diseases)"이라는 제목의 논문에 자세히 소개되어 있다.

41) 이와 관련해서는 독성학 및 약리학 분야의 권위자인 사파르 하디(S. Zafar Hadi)가 "생체의학 및 약물 치료학(Biomedicine & Pharmacotherapy)"이란 학술지 2017년 95호 1,017-1,026쪽에 게재한 논문 "산화 스트레스 관리에 있어서 N-아세틸시스테인: 고찰(N-Acetylcysteine in the Management of Oxidative Stress: A Review)"에 자세히 소개되어 있다. 해당 논문에서는 NAC가 글루타티온 생성을 늘려 몸속 항산화 능력을 높이고 독소를 없애는 데 기여한다는 점을 종합적으로 분석하고 있다.

42) 이에 대해서는 배리 홀리웰(Barry Halliwell)과 존 M.C. 거터리지(John M.C. Gutteridge)가 2015년에 출간한 책 [생물학 및 의학에서의 활성산소

세계 10대 건강식품이 항산화제임
(미국 뉴욕타임즈 2002년 발표)

2002년 당시 항산화제가 건강과 노화 방지에 미치는 영향이 대중적으로 크게 주목받던 시기였다. 그 결과 뉴욕타임즈와 같은 매체에서 10대 건강식품을 꼽았다. 이들 식품 모두는 뚜렷한 공통점이 있다. 바로 탁월한 항산화 효과를 가지고 있다는 점이다. 10가지 건강식품과 항산화 효과를 소개하면 다음과 같다.

① 토마토: 토마토의 붉은색을 내는 라이코펜은 강력한 항산화 물질로 세포 손상을 막고 특정 암(특히 전립선암) 예방에 도움을 준다. 익혀 먹을 때 더 높은 채소이다.
② 마늘: 마늘에 함유된 알리신은 항산화 및 항염증 작용을 하며 면역력 강화와 심혈관 건강 개선에 기여한다.
③ 녹차: 녹차의 주요 항산화 성분인 '카테킨'은 활성산소를 제거하고 심장 질환 및 일부 암 예방에 긍정적인 영향을 미친다.
④ 시금치: 시금치에는 베타카로틴, 루테인, 제아잔틴 등 다양한 항산화 물질과 비타민, 미네랄이 풍부하여 눈 건강 보호, 면역력 증진, 염증 감소에 효과적이다.
⑤ 적포도주: 적포도주의 레스베라트롤은 강력한 항산화 성분으로

의 역할(Free Radicals in Biology and Medicine)]을 참고할 것을 권한다. 배리 홀리웰은 싱가포르 국립대학교의 생화학자이자 산화 스트레스와 항산화제 연구 분야의 세계적인 권위자이며, 존 M.C. 거터리지는 영국의 화학자이자 생화학자로 활성산소와 금속 이온의 상호작용에 대한 연구로 잘 알려져 있다. 이 책은 활성산소와 항산화제에 대한 생물학적, 의학적 중요성을 다루는 종합적인 참고 자료이자 교과서로, 다양한 항산화제의 역할과 어떤 식품에 들어있는지 등을 폭넓게 다루고 있다.

심혈관 건강 개선, 노화 방지, 일부 암 예방에 도움을 줄 수 있다. 하지만 알코올 성분으로 인해 과도한 섭취는 피해야 한다.

⑥ 견과류 (아몬드, 호두 등): 견과류에는 비타민 E, 셀레늄, 폴리페놀 등 항산화 물질이 풍부하며, 심장 건강에 좋은 불포화지방산이 많아 혈관 건강 개선에 기여한다.

⑦ 브로콜리: 브로콜리에는 항암 및 항산화 효과가 있는 성분이 풍부하며, 비타민 C도 다량 함유되어 있다.

⑧ 귀리: 귀리에는 수용성 식이섬유인 베타글루칸과 아베난쓰라마이드라는 독특한 항산화 성분이 있어 콜레스테롤 수치를 낮추고 심혈관 질환 예방에 도움을 준다.

⑨ 연어: 연어에 풍부한 오메가-3 지방산과 아스타잔틴은 강력한 항염증 및 항산화 작용을 하며, 뇌 건강, 심혈관 건강, 피부 건강에 도움을 준다.

⑩ 블루베리: 블루베리는 안토시아닌이라는 강력한 항산화 성분을 다량 함유하고 있어 뇌 기능 개선, 시력 보호, 세포 손상 방지에 뛰어난 효능을 갖는다.

이상의 식품들은 건강을 위한 식습관의 핵심을 가르쳐준다. 건강의 기준은 '항산화' 여부에 있다. 음식의 기준도 '항산화'가 기준이 되어야 한다. 이를 통해서 질병 없는 삶으로 나아갈 수 있다. 이 면에서 서양의 육식 위주 보다는 한국의 채식 위주 특히 된장, 간장, 고추장, 김치, 상추쌈 등의 발효 식품, 그리고 일본의 소식 위주 식습관이 항산화 작용에 큰 도움이 된다.

이상을 통해 중요한 항산화제, 항산화 음식 등의 유익한 점들을 말했다. 주지해야 할 사실은 이들 모두는 우리 몸에 유익도 주지만 마지막에는 우리 몸을 산화시키는 해도 가한다는 것이다.

3. 셋째, 수소수는 최고의 완전한 항산화 물질임

(우리 몸 장에서 하루 10리터 수소 가스 발생 - 장에서 활성산소를 막아줌)

(수소수는 우리 몸에서 혈관을 타고 이동할 뿐만 아니라 확산을 통해서 초단시간에 우리 몸 전체의 활성산소를 제거함)

◆ 핵심 : 한계가 없으며 예방과 치료에 탁월함 ◆

1) 수소수의 탁월성

① 수소수는 각종 질병 예방 및 치료 효과가 있다.
(오타 시게오, 동경의대 교수)

오타 시게오(Shigeo Ohta) 동경의대 교수는 수소가 뇌졸중 걸린 쥐의 몸속 활성산소를 줄여주는 걸 발견했다. 그러면서 수소는 나쁜 활성산소만 골라서 없애줄 뿐 어떤 부작용도 없었다.

비타민 C, 코엔자임 Q_{10} 등 잘 알려진 항산화제의 경우 산화를 막아주면서 동시에 부작용도 일으킨다. 하지만 수소는 다른 항산화제와는 달리 부작용도 없었다.

이 같은 수소수의 탁월성을 이해하고 오타 시게오 박사는 2007년 저명한 의학 학술지인 네이처 메디슨에 해당 연구 결과를 논문으로 발표했다.[43]

---

[43] 필자 주 : 해당 논문은 앞서도 여러 차례 언급한 "수소는 독성 산소 라디칼을 선택적으로 감소시키는 치료적 항산화제 역할을 한다(Hydrogen acts as a therapeutic antioxidant by selectively reducing cytotoxic oxygen radicals)"이다.

② 수소수는 비타민 C, 폴리페놀, 카테킨 등과는 차원이 다른 항산화 물질이다.

시라하타 교수는 수소수의 항산화 효과를 연구하며 비타민 C나 폴리페놀 같은 전통적 항산화제가 활성산소를 중화한 후 스스로 산화 물질(프로-옥시던트)로 변할 수 있음을 지적하였다. 반면 수소는 산화 후 물(H_2O)로 변해 부작용이 전혀 없음을 밝혔다. 이는 수소가 체내에서 완전히 무해하게 분해되는 최고의 항산화제임을 의미한다. 마치 쓰레기는 태웠는데 재가 남는 대신 깨끗한 물방울만 남는 마법 같은 작용이라 할 수 있다.[44]

③ 활성 수소는 모든 세포와 뇌의 문 안의 최종 관문까지 통과하는 유일한 항산화제 역할을 한다. (오타 시게오, 동경의대 교수)

오타 시게오는 수소 분자(H_2)가 크기가 작아 세포막과 혈뇌장벽(BBB)까지 쉽게 통과한다는 것을 밝혔다. 이는 비타민 C나 E 같은 큰 분자가 접근하기 어려운 뇌나 미토콘드리아에까지 도달하여 치료한다는 의미이다.

수소 분자의 작은 크기(약 0.1nm-나노미터)와 중성 성질이 세포 투과성을 높인다는 물리적 특성을 기반으로 한다.[45]

---

[44] 필자 주 : 이 주장은 앞서 다룬 규슈대 시라하타 사네타카 교수와 교와 병원 원장인 가와무라 무네노리 박사가 공동 집필하여 BBRC(생화학 및 생물물리학 연구 커뮤니케이션)의 234권 1호에 발표한 "전기분해 환원수가 활성산소를 제거하고 산화적 손상으로부터 DNA를 보호한다"라는 논문에 포함되어 있다.

[45] 해당 내용은 앞서 다룬 네이처 메디슨에 발표한 오타 시게오의 논문에 상세히 기록되어 있다.

④ 사람을 살리는 물은 수소수이다. 수소수를 만나면 더 이상 질병이 아니다. (김인혁, 수소 건강 연구회 회장)

김인혁 수소 연구회 회장의 주장은 오타 시게오와 시라하타 박사의 연구를 토대로 한다. 따라서 이 같은 김인혁 회장의 주장은 앞서 다룬 학자들의 주장에 근거한 확신의 말이라 본다.

⑤ 독성 산소(활성산소)는 세포핵 내의 미토콘드리아가 에너지를 만들 때 가장 많이 발생하는데 세포 내의 미토콘드리아까지 도달할 수 있는 항산화제는 오직 수소수뿐이다. (임창수, 솔고 바이오메디컬 연구소장)

우리 몸의 세포 속에는 에너지를 만드는 '미토콘드리아'라는 작은 공장이 있는데 여기서 활성산소가 많이 생긴다. 솔고 바이오메디컬 연구소 임창수 소장은 오타 시게오 교수의 연구를 바탕으로 수소만이 이 미토콘드리아 안까지 들어가서 활성산소를 없앨 수 있는 유일한 항산화제라고 설명한다. 수소는 인체 내 에너지를 생성하는 공장 안에서 직접 쓰레기를 치울 수 있는 유일한 청소부와 같다.

⑥ 수소수의 항산화 효과는 비타민 C, 비타민 E, 코엔자임 Q10 등 잘 알려진 항산화 물질과 비교할 때 효과 면에서 탁월하다.

수소수는 항산화 효과 면에서 비타민 C보다 176배, 비타민 E보다 431배, 코엔자임 Q10보다 863배, 폴리페놀보다 221배, 카테킨보다 290배 강력하다. 46)

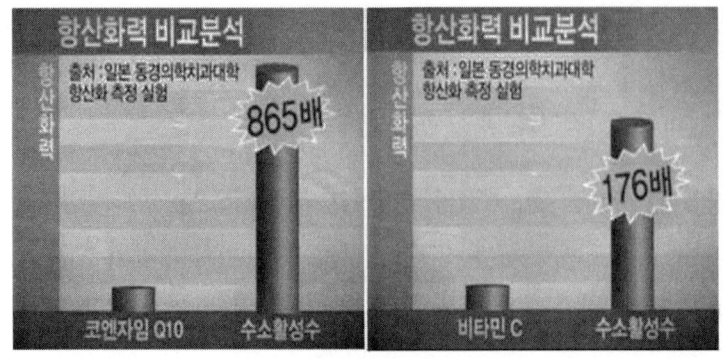

⑦ 수소수는 활성산소 제거, 세포 보호, 피부 항산화 등의 효과가 탁월하다.

수소수는 활성산소를 제거하고 세포를 보호하며, 피부 건강, 항염, 항노화, 항알레르기 효과가 탁월하다.

이와 관련해 규슈 대학 시라하타 사네타카 교수는 전기분해 환원수(수소수)가 피부 염증을 완화시키기까지 하였다는 사례를 밝혔다.[47]

---

46) 이는 의료용 가스 연구를 전문으로 하는 학술지인 메디컬 가스 리서치(Medical Gas Research)에 수소 연구 전문가 나카오 아츠나오(Nakao Atsunao)를 비롯한 연구진 등이 2010년에 발표한 "항산화 상태의 수소 풍부수의 효과(Effectiveness of hydrogen-rich water on antioxidant status."란 논문에서 상세히 다루고 있다.
이 논문에서 저자와 연구진들은 수소 풍부수가 체내 활성산소를 제거하고 항산화 효소의 활성을 증가시켜 산화 스트레스를 감소시킨다는 결과를 보여주면서 수소 풍부수가 혈액 내 항산화 지표를 수치화하여 더욱 구체적으로 그 효능을 보여주었다.

47) 이와 관련해서는 1997년 생화학 및 생물물리학의 권위 있는 학술지인 BBRC 234권 1호에 "전기분해 환원수의 활성산소종 제거와 산화적 손상으로부터 DNA 보호(Electrolyzed-reduced water scavenges active oxygen species and protects DNA from oxidative damage.)"란 제목의 논문 269-274쪽에서 자세히 다루었다.

⑧ 수소수는 피부 손상 예방 및 노화 방지 등의 효과가 있다.

실제 피부에 직접 수소수를 활용하여 세안할 경우 피부 손상을 억제하고 피부 탄력성을 증대시키는 결과가 있었다.[48]

⑨ 수소수와 목욕으로 체온을 상승시켜 면역력까지 강화된다.

수소수를 마시고 뜨거운 물 목욕으로 체온을 올려 면역력을 높이는 결과까지 나타난다는 것이다.[49]

⑩ 수소수는 물 입자가 어느 물보다 작아 흡수율이 뛰어나다.

클러스터 크기는 물 입자의 크기를 말한다. 수소수의 클러스터는 58Hz로 어느 물 입자보다 작으며 그만큼 흡수율이 뛰어나다.

⑪ 수소수는 우주에서 가장 작은 항산화 물질이다.

수소(H_2)는 우주에서 가장 작은 원자이다. 그만큼 빠르게 활동하고 흡수되어 질병을 제거한다는 것이다.[50]

---

48) 이와 관련하여 S. 카토 박사는 광화학 및 광생물학 저널(Journal of Photochemistry and Photobiology)에 "피부 노화를 위한 수소 풍부수 (Hydrogen-rich water for skin aging.)"란 제목의 논문을 발표하였다. 해당 논문에서 카토 박사는 수소 풍부수가 피부 세포의 산화 스트레스를 감소시키고 콜라겐 생성을 촉진하여 피부 주름 개선 및 탄력 증가에 도움이 되며 자외선으로 인한 피부 손상을 억제하고 피부 수분 함량을 유지하는 데 효과가 있다는 것을 입증하였다.

49) 특허뉴스 2011년 7월 5일 자 기사 중 "만병의 근원인 활성산소 정복 더 이상 꿈이 아니다"에서는 수소가 체온을 상승시켜 면역력을 높이는 효과가 있다는 내용을 담고 있다. 뉴스는 젊은 정상인의 체온과 60대 이상의 저체온증 현상을 언급하며, 수소가 ATP 생산을 도와 체온을 상승시킨다고 설명하였다.

⑫ 수소수의 수소는 확산의 방법을 통해 초단시간에 몸 전체의 활성산소를 제거해준다.

앞서 다루었듯 수소(H_2)는 우주에서 가장 작은 원자이다. 수소수를 마실 경우 수소수에 용존된 수소는 확산의 방법을 통해 몸 전체에 퍼지게 되고 몸 전체의 활성산소를 제거해주는 효과를 발휘한다.[51]

2) 수소수의 장 내 유익균 활성화 효과
(장은 건강의 핵심이며 제2의 뇌임)

(1) 인체 내 미생물의 수는 약 100조 개임

우리 몸속에는 약 100조 개 이상의 미생물이 살고 있다. 이 숫자는 우리 몸을 구성하는 세포 수인 약 60-100조개와 같은 숫자이다. 우리 몸은 우리 세포들뿐만 아니라 엄청나게 많은 미생물들과 함께 살아가는 공동체라고 할 수 있다. 이 미생물들은 주로 장을

---

[50] 해당 내용은 앞서 다룬 오타 시게오 교수가 2007년 네이처 메디슨(Nature Medicine)에 발표한 논문 "독성 산소 라디칼을 선택적으로 감소시키는 수소의 치료적 항산화제 역할(Hydrogen acts as a therapeutic antioxidant by selectively reducing cytotoxic oxygen radicals)"에 포함되어 있다.
[51] 이와 관련해 연세대 의대 이규재 교수(한국 물학회 회장)는 "비타민 C는 분자량이 크고 체내 흡수율이 좋지 않은 데다 인체 구속 구석까지 도달하는 데 한계가 있다. 수소는 비타민 C보다 분자량이 훨씬 작고 가벼워 인체 어느 곳이든 쉽게 도달할 수 있다"(미주 중앙일보 2016년 10월 4일 기사 중)라고 하였다. 다시 말해 소수 분자 자체가 가진 특징으로 인해 이와 같은 효과를 발휘한다는 것이다.

비롯해 피부, 입, 코, 폐 등 다양한 곳에 살면서 우리 몸과 서로 영향을 주고받으며 공생 관계를 유지한다. 마치 우리 몸이 이 미생물들의 거대한 집이자 그들과 함께 살아가는 작은 생태계와 같다고 보면 된다.

(2) 장내 미생물의 비율이 건강 여부를 결정함

장내 미생물은 인체 건강에 중요한 역할을 하며, 유익균, 유해균, 중간균으로 나눌 수 있다.

① 유익균: 우리 몸에 이로운 작용을 하는 미생물이다. 예를 들어, 우리가 먹은 음식물을 소화하는 것을 돕고 우리 몸의 면역력을 조절하며 우리 몸에 꼭 필요한 비타민을 만들어내기도 한다. 건강한 사람의 장에는 보통 전체 미생물의 약 25~30% 정도가 유익균으로 구성되어 있다. 수소수는 이런 유익균들이 잘 살 수 있는 환경을 만들어주고 이들을 보호하는 데 도움을 준다. 마치 유익균들이 번성할 수 있도록 비옥한 토양을 제공하는 것과 같다.

② 유해균 : 우리 몸에 해로운 작용을 하는 미생물이다. 이들이 지나치게 많아지면 소화불량, 염증 발생, 면역력 저하 등 여러 가지 건강 문제를 일으킬 수 있다. 정상인의 장에는 유해균이 약 15% 정도의 비율을 유지하는 것이 일반적이다. 수소수는 유해균이 과도하게 늘어나는 것을 억제하여 장 환경이 나빠지는 것을 막아준다. 이는 장 속에 '나쁜 균'들이 제멋대로 날뛰지 못하도록 통제하는 역할과 비슷하다.

③ 중간균: 유익균도, 유해균도 아닌 중간적인 성격을 가진 미생물

이다. 이들은 장 환경이 좋으면 유익균처럼 행동하여 우리 몸에 도움이 되지만 장 환경이 나빠지면 유해균처럼 변하여 문제를 일으킬 수도 있다. 건강한 사람의 장에는 대략 60~65% 정도의 중간균이 존재한다. 수소수는 이 중간균들이 좋은 방향으로 즉 유익균처럼 작용하도록 유도한다. 마치 회색 지대에 있는 균들을 '좋은 편'으로 이끌어주는 리더와 같다.

이 세 가지 균의 비율이 균형을 잃고 깨지는 것을 '장내 미생물 불균형(dysbiosis)'이라고 부른다. 이는 다양한 질병의 근본적인 원인이 될 수 있다. 수소수는 장 속의 좋은 균들이 활발하게 활동하도록 적극적으로 도와서 장내 미생물 비율을 건강하게 유지하고 결과적으로 우리 몸의 질병을 막아주는 중요한 역할을 한다.

(3) 우리 몸의 활성산소가 가장 많은 장에서 하루 10리터의 수소 가스가 만들어져 인체 내 모든 질병의 시작점이 되는 장을 보호한다.

① 인체 내 장에서 발생하는 수소 가스의 기능 1 : 항산화 작용

장에서 만들어지는 수소 분자는 우리 몸에 해로운 '활성산소'를 선택적으로 제거하는 강력한 항산화 능력을 가지고 있다. 특히 '하이드록실 라디칼(OH·)'이라는 암까지도 유발하는 독성 활성산소를 효과적으로 중화시켜 장 점막을 보호하고 장에 발생할 수 있는 염증을 줄여준다.[52]

---

[52] 이와 관련한 내용은 오타 시게오 동경의대 교수 등의 학자들이 2007년 '네이처 메디슨' 13권 6호에 게재한 "수소는 세포 독성 산소 라디칼을 선택적으로 감소시켜 치료적 항산화제로 작용한다. (Hydrogen acts as a therapeutic

② 인체 내 장에서 발생하는 수소 가스의 기능 2 : 신호 전달 기능

장에서 나온 수소는 단순한 기체가 아니다. 우리 몸속 세포들 사이에서 정보를 전달하는 '신호 전달 물질'로 작용한다. 이 신호 전달 기능을 통해 장의 운동을 조절하고 장 내부 환경을 건강하게 유지하는 데 영향을 미친다. 더 나아가 수소는 세포의 성장, 세포의 자연적인 죽음, 유전자 활동 등 다양한 세포 과정들을 조절하는 데 관여한다.53)

③ 인체 내 장에서 발생하는 수소 가스의 기능 3 : 미생물 균형 유지

장 속에 사는 특정 미생물들은 수소를 사용하기도 하고 만들기도 하면서 장 내부의 환경을 조절한다. 그렇기에 수소는 장 속에 사는 미생물들의 종류와 활동에 영향을 미쳐 장내 미생물 균형을 유지하는 데 결정적인 역할을 한다. 좋은 균들이 잘 자라고 나쁜 균들이 과도하게 증식하지 않도록 돕는다는 의미다.54)

(4) 우리 몸 수소수 고갈은 죽음으로 귀결된다.

---

antioxidant by selectively reducing cytotoxic oxygen radicals." Nature medicine)"는 논문의 688-694쪽 내용에서 자세히 다루고 있다.
53) 이 내용은 오타 시게오 교수가 약리학과 치료학 분야의 권위 있는 리뷰 저널인 '약리학 그리고 치료학(Pharmacology & Therapeutics)'이란 저널의 133권 2호에 게재한 "예방 및 치료 의학 가스로서의 분자 수소: 수소 의학의 시작, 발전 및 잠재력(Molecular hydrogen as a preventive and therapeutic medical gas: initiation, development and potential of hydrogen medicine.)"이란 논문의 195-207쪽에 자세히 소개하고 있다.
54) 이와 관련해서는 앞서 다룬 오타 시게오 박사가 '약리학 그리고 치료학'이란 저널에 게재한 논문과 대한의학회지 2019년 26권 2호에는 "장내 미생물과 인간의 질병"이란 제목의 논문의 85-91쪽에 그 메커니즘을 상세히 다루고 있다.

"어떤 원인으로 몸속 어딘가에서 수소가 줄어들면 몸 속 여러 곳의 수소 댐에서 수소를 공급한다. 그런데도 수소의 고갈이 계속 진행되면 결국에 죽음에 이르는데 이 과정 끝에 질병과 노화의 결과인 죽음이 있다." (야마노이 노보루 박사(일본 마이너스 이온 의학 학회 고문, 이온 연구 권위자 - 일본 생체물리학자 [수소와 전자의 생명]에서)

일본의 생체물리학자이자 유명한 이온 연구 권위자인 야마노이 노보루 박사는 우리 몸을 '거대한 수소 에너지 발전소'에 비유하며 우리 몸속에 여러 '수소 댐'들이 존재해서 에너지원인 수소를 저장하고 필요할 때 공급한다고 설명했다.

수소는 우리 몸의 세포가 에너지를 만들고, 몸에 해로운 활성산소를 없애고 세포 간에 정보를 전달하는 등 우리 생명 활동에 필수적인 요소다. 만약 어떤 이유로든 몸속 특정 부위에서 '수소 누출'이 일어나거나 수소가 부족해지면 다른 '수소 댐'들이 비상으로 수소를 공급하기 시작한다.

하지만 이런 수소 부족 상태가 계속되고 공급이 충분하지 않게 되면 발전소 전체의 에너지 시스템이 불안정해지고 결국 작동을 멈출 수 있다. 이처럼 몸속 수소가 고갈되면 우리 몸에서는 질병과 노화가 급격히 진행되고 결국 죽음에 이르게 된다는 것이다. 이는 수소가 우리 생명을 유지하는 데 얼마나 중요하고 필수적인 역할을 하는지 보여주는 강력한 증거다. 이를 감안할 때 수소수의 치료 메커니즘은 알아도 그만이거나 몰라도 그만인 그런 종류의 사실이 아니다. 반드시 인지해야 하는 건강의 핵심 지식이다.

3) 항산화제 분자 크기로 본 초능력 수소수의 탁월성

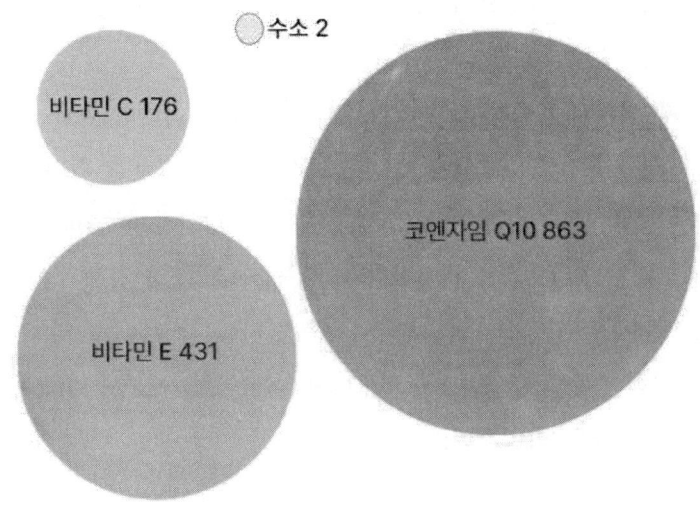

수소 분자가 매우 작다는 것은 다음과 같은 큰 장점을 가진다.

첫째, 어느 장기든 쉽게 들어갈 수 있다. : 분자 크기가 작으면 세포막이나 혈관 벽 같은 생체 장벽을 훨씬 쉽게 통과할 수 있다. 이는 마치 큰 문으로는 못 들어가는 물체가 작은 틈새로는 쉽게 들어가는 것과 같다. 그래서 뇌, 간, 신장 등 인체의 거의 모든 조직과 장기에 빠르게 도달할 수 있다. 특히 뇌로의 접근성을 제한하는 혈뇌장벽(BBB)을 통과하는 능력은 매우 중요하다. 비타민 C나 E와 같은 큰 분자들은 이 장벽을 통과하기 어렵기 때문에 뇌 속의 활성산소를 제거하는 데 한계가 있다. 하지만 수소는 이마저도 통과한다. 그래서 뇌 속 문제까지도 해결해버린다.

둘째, 빠르게 작용할 수 있다. 작기 때문에 몸속을 빠르게 이동하며 필요한 곳에 신속하게 도달하여 활성산소를 제거하는 반응을 시작할 수 있다.

셋째, 엄청난 효율을 갖고 있다. 위에서 언급된 분자량 비교 수치 (176배, 431배, 863배 등)는 직접적인 분자량 비율을 의미하는 것이 아니라 수소수의 항산화 효율을 다른 항산화제와 비교했을 때 상대적으로 얻어진 결과이다. 이는 수소 분자 자체가 작고 선택적으로 활성산소를 제거하는 특성(나쁜 활성산소만 중화하고 몸에 필요한 활성산소는 건드리지 않는 특성) 때문에 나타나는 높은 효율을 의미한다.

> "네 하나님 여호와를 섬기라 그리하면 여호와가 너희의 양식과 물에 복을 내리고 너희 중에서 병을 제하리니"(출23:25)

하나님께서 물에 복을 내려 병을 제하신다고 하셨다. '물에 복을 내린다'라는 말씀은 물 자체의 속성, 성격을 의미한다. 이 말씀에 가장 잘 부합되는 물리적인 물은 바로 수소수이다. 엄청난 항산화 효과, 질병 치료 효과를 가진 수소수가 바로 병을 제하여 질병 없는 삶을 가능하게 한다.

그렇다. 수소수의 항산화 효과, 질병 치료 메커니즘은 건강의 완벽한 대안이다. 이는 성경의 진리와 어우러져 질병 없는 삶의 꿈이 현실이 될 수 있음을 우리에게 확고하게 가르쳐준다.

특주 3: 항산화 건강 핵심 3가지 이해

1. 비타민 C 다량 섭취의 문제점
(비타민 C도 다량 섭취하면 산화와 환원이 동시에 일어나며 다른 항산화 물질도 마찬가지임)[55]

"항산화물 즉 활성산소를 없애는 작용을 지닌 물질은 무수히 많다. 하지만 여기서 말하고 싶은 것은 수소는 특별한 항산화제라는 것이다. '항산화'란 중학교 이과 시간에 '수소를 공급하는 작용' 혹은 '산소를 없애는 작용'을 가리킨다고 배웠다. 또 고등학교 화학 시간에는 '전자를 공급하는 작용'이라고 배웠다.

반대로 산화란 '산소를 공급하는 작용' 혹은 '수소나 전자를 빼앗는 작용'을 의미한다고 배웠다. 이때 산화와 환원은 동시에 일어나는 작용이라고 배웠다.

항산화 물질로 유명한 비타민 C를 예로 들어 설명하자면 **비타민 C가 활성산소를 환원하는 순간 활성산소는 비타민 C를 산화시키는데 그 결과 비타민 C는 산화 비타민 C가 된다. 그런데 문제는 이 산화 비타민 C는 활성산소와 같은 격렬한 산화 작용이 있기 때문에 세포막이나 유전자를 훼손시킨다는 사실이다.** 따라서 비타민 C라고 하더라도 대량 섭취하면 오히려 인체에 유해한 위험성이 있다. 이는 비타민 C에만 국한된 이야기가 아니다. 다른 항산화 물질에서도 같은 사항을 경험하게 된다.

산화 환원은 서로 반대 작용으로 한쪽 물질에서 하나가 일어나면 반대쪽에서는 환원이 일어나기 때문에 그 과정에서 어떤 산화 물질이 만들어질지 예상할 수 없다.

---

[55] 하야시 히데미쯔 [수소 풍부수] 134-137쪽.

누구나 서플러먼트(건강보조식품)나 한약방, 효소제, 그 외 각종 건강식품이 몸에 좋을 것이라고 생각하며 섭취하겠지만 항산화 물질이 반대의 결과를 가져올 수도 있다는 사실 또한 인지해야 한다.

그런데 수소의 경우에는 활성산소를 환원함과 동시에 활성산소가 수소를 산화시키는데 그 결과 만들어지는 것은 물이기 때문에 화학 반응은 거기서 끝나며 더 이상의 화학 반응은 일어나지 않는다고 볼 수 있다. 따라서 불필요한 화학 물질이 만들어질 위험성은 없다. 게다가 수소나 수소를 함유한 물은 분자량 면에서 지구상에서 가장 작은 물질이기 때문에 뇌 혈액 관문도 쉽게 통과할 수 있다는 장점도 가졌다.

이런 수소 역할의 발견을 묵살하는 사람도 있지만 천재적인 발상의 시점으로 평가하는 사람도 있다. … 하지만 현실 세계는 보통 사람들이 99.99% 이상을 차지하고 있기 때문에 여기저기서 '뭐라고 수소가 아토피를 고친다고, 그런 거짓말을 하다니 아토피가 그렇게 간단히 고쳐질 리가 없잖아. 그럼 우리 의사들은 어떻게 하라고'라는 소리를 하고 있는 것이다."

활성산소를 제거한다고 믿고 활용하는 비타민 C와 같은 일반적인 항산화제들이 역설적으로 또 다른 산화 물질을 생성하여 인체에 유해할 수 있다는 하야시 박사의 지적은 너무나도 충격적이다. 하지만 그 메커니즘은 확실하다. 다른 한편 기존의 항산화제의 대안으로 제시된 수소수는 비교 불가능한 안전성과 완벽한 치료 메커니즘을 갖고 있다. 이렇게 쉽고도 확실한 건강의 해법이 있음에도 이것이 현실에서 제대로 이해되지 못하고 묵살되고 있다. 하지만 질병, 암과 같은 절망적 현실 앞에 낙담하는 이들에게 수소수가 던지는 희망의 메시지를 결코 외면하지 말아야 한다. 부디 이 놀라운 진실이 더 속히, 더 널리 알려져 사람들이 질병 치료와 건강 문제에 확실한 해답을 발견하게 되길 간절히 소망한다.

2. 한국의 항산화 채식과 서구의 육식 위주 식단

"하나님이 이르시되 내가 온 지면의 씨 맺는 모든 채소와 씨 가진 열매 맺는 모든 나무를 너희에게 주노니 너희의 먹을거리가 되리라"(창1:29)

1) 한국의 채식 위주 식단 - 세계 최고 항산화 식품

① 콩 중심 발효 음식인 된장, 고추장, 청국장은 최고의 발효 항산화 음식이다.
② 김치류 즉 무김치, 배추김치, 녹황색 채소류 등 각종 김치는 최고의 항산화 음식이다.
③ 한국의 각종 나물들 역시 마찬가지이다. 기름에 튀기지 않고 앞선 된장 고추장 등과 마늘, 간장 등에 참기름, 들기름 등 식물성 기름에 묻혀 먹는 최고의 항산화 식품이다.

▶ 세계 최고의 음식이라고 일컬어지는 지중해 음식보다 한국의 음식이 활성산소를 없애는 항산화 식품이란 면에서 건강에 훨씬 월등한 특징을 갖는다.

2) 서구의 육식 위주 식단 - 미미한 항산화 작용 식품

① 서구의 육식 위주 식단은 항산화 작용이 미미하다. (챗 GPT)
② 서구의 음식은 활성산소를 일으켜 오히려 성인병을 초래하는 원인이 된다. (챗 GPT)
③ 서구의 육식 위주 식단은 위장에서 이상 발효를 일으키는 원인이 되기도 하며 장내 활성산소가 급증하게 되는 원인이 되기도 한다.

즉 각종 질병의 원인이 된다. (수소수 창시자 하야시 히데미쯔 박사)

3) 식물성 식단 - 동물성 식단은 수명에도 큰 영향을 끼침

① 항산화 효과가 미미한 동물성 식품을 주로 먹으면 수명이 짧다. 미국의 평균 수명은 77.5세(2023년 기준)이다. 동물 중에서 육식을 하는 사자는 10년~13년 수명이다.
② 항산화 식품인 식물 채소 위주 식단은 수명을 길게 해 준다. 한국의 평균 수명은 84.5세(2024년 기준)이다. 채식을 하는 대표적인 동물인 코끼리는 60~70세까지 장수한다.
③ 본래 영생하도록 창조된 아담은 각종 채소와 씨 맺는 열매, 즉 견과류가 주식단이었다. 모두 활성산소를 없애는 항산화 음식이었다. (창1:28)

성경에 기록된 인간 수명을 보면 채식 위주 식단을 지켰던 노아 전까지는 평균 950세 전후를 살았다. 그러나 노아 이후 육식을 허용한 이후 수명이 급격히 줄어든다. 아브라함은 175세(창25:7), 이삭은 180세(창35:28-29) 야곱은 147세(창47:28). 모세는 인생이 70, 강건하면 80이라고 했다(시90:10).
건강한 삶을 살기 위해, 또 활성산소를 없애기 위해 항산화 식품인 채식 위주 식단을 지켜야 한다. 육식은 항산화 작용이 미미하며 성인병의 원인이 될 뿐이다.

3. 이미 밝혀진 초능력 수소수의 양자역학적 메커니즘[56]

몸에서 질병이 생기는 근본 원인은 활성산소 때문이다. 활성산소는 우리 몸의 세포를 공격하여 손상시키고 염증과 질병을 유발하고 노화를 촉진시킨다. 수소수는 이러한 활성산소를 제거하는 데 탁월한 효과를 보인다. 그 이유는 수소의 독특한 물리적, 화학적 특성과 몸 안에서 활성산소와 반응하는 특별한 메커니즘 때문이다. 이와 관련해 일본 규슈 대학 시라하타 사네타카 교수와 교와 병원 원장 가와무라 무네노리 박사가 공저한 [힐링 워터]에서는 다음과 같이 밝히고 있다.

> "알칼리 이온수(전해 환원수)의 의료 효과가 주목받고 복부 질환에 대한 효능이 명확하게 밝혀졌지만 왜 그런 효과가 나타났는지에 대한 메커니즘은 아직 충분히 밝혀지지 않았다." [57]

하지만 이 시대 수소수 연구가 더욱 발전되면서 그 메커니즘 또한 드러나고 있다. 필자는 이를 앞선 내용에서 그 핵심을 간략히 소개하였다. 본 단락에서는 이미 밝혀진 수소수의 양자역학적 메커니즘 내용을 좀 더 상세히 정리하도록 하겠다.

이어지는 단락에서는 필자의 수소수 치료 메커니즘에 대해서 상세히 설명할 것이다.

---

56) 필자 주 : '메커니즘'이란 '작동 방식' 또는 '작동 원리'란 의미를 갖는다.
57) 시라하타 사네타카, 가와무라 무네노리 공저 [힐링 워터], 88쪽

1) 수소는 분자 크기가 가장 작은 원소로 밝혀짐
   (양자역학 미시 세계 개념임)

- 수소는 분자 크기가 작아서 탁월한 침투력이 있음

우리 주변에 음용되는 물들로는 역삼투압 정수기 물, 수돗물, 약수터 물, 알칼리 환원수, 수소수 등이 있다. 이들 물들의 클러스터(물 분자들이 모여 있는 덩어리) 크기와 비교할 때도 수소수는 현저하게 크기가 작다.

이 작은 크기로 인해 수소는 우리 몸 구석구석 심지어 세포 안까지 침투하여 활성산소를 제거할 수 있다. 바로 이것이 수소수 치료 메커니즘의 핵심이다.

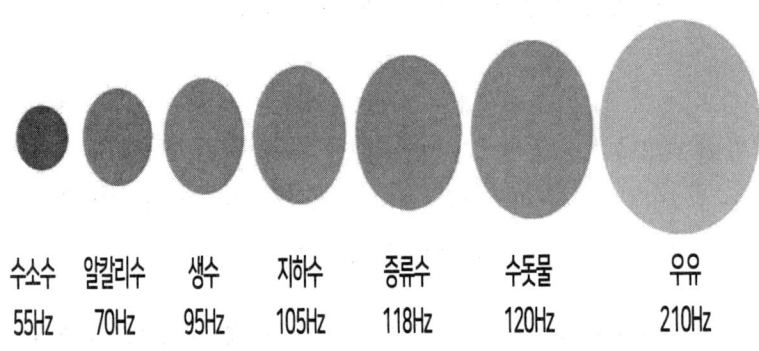

물 분자 크기를 비교해봐도 수소수는 독보적인 침투력이 있음

① 수소는 우주에서 가장 작은 원소로 알려져 있으며, 이 작은 크기가 수소의 특별한 항산화 효과에 중요한 역할을 한다.
② 우리 몸을 이루는 세포의 문(세포막의 수송 통로)은 약 0.3 나노미터

(10억분의 1미터) 크기인 반면 수소 분자(H_2)의 크기는 약 0.1 나노미터로 훨씬 작다. 이 때문에 수소는 세포막을 자유롭게 통과하여 세포 내부로 쉽게 들어갈 수 있다.

③ 잘 알려진 항산화제인 비타민 C는 분자 크기가 물 분자보다 10~30배 크기 때문에 세포 내부로 직접 들어가 활성산소를 제거하기 어렵지만, 수소는 가능하다. 이와 관련해 일본 규슈 대학의 시라하타 사네타카 교수는 수소수가 뇌의 관문(blood-brain barrier, BBB, 뇌로 유해 물질이 들어오는 것을 막는 장벽)에 들어가 활성산소를 제거하는 유일한 물질이라고 강조했다.

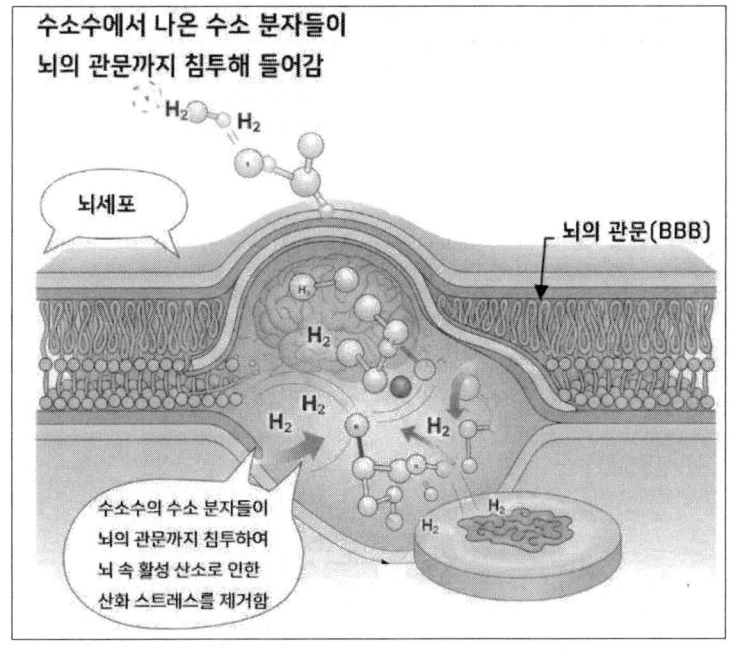

심지어 수소수의 수소 분자는 뇌의 관문 뿐만 아니라 세포 내의 미토콘드리아까지 들어가 활성산소를 제거하며 장수 유전자라 일컬어지는 시트루인까지 들어가 수명 연장에 영향을 준다. 참으

로 수소수의 메커니즘은 놀랍기 그지없다.

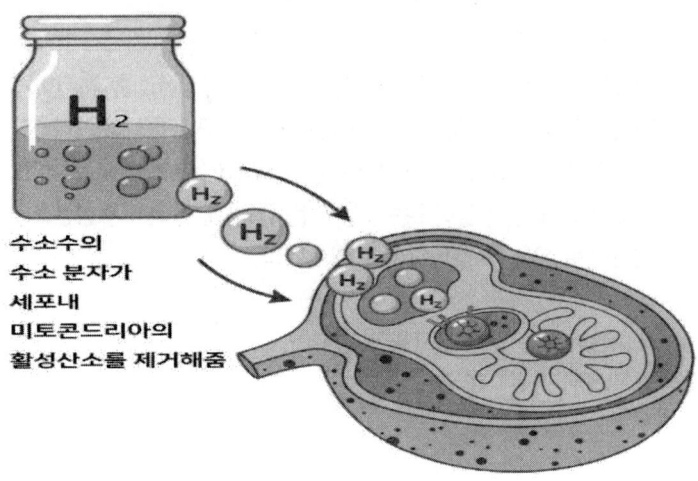

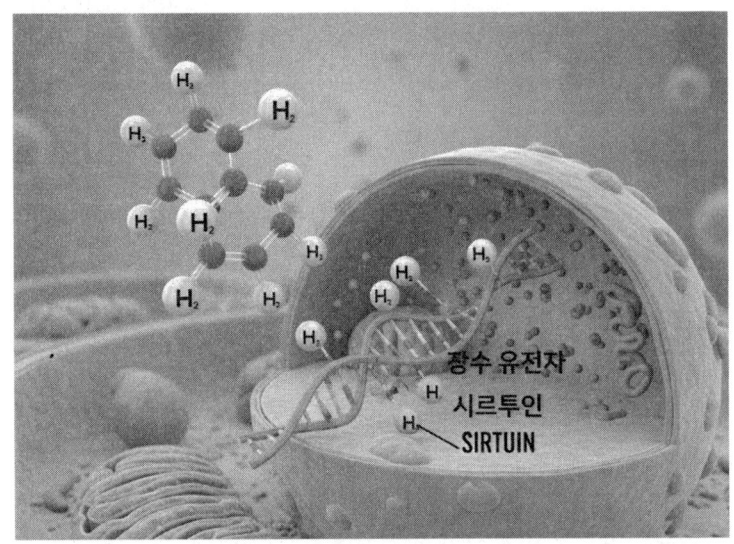

수소수의 수소 분자는 장수유전자 시르투인에도 영향을 줌

2) 수소수의 쌍 원자 특징이 활성산소를 제거해줌
(몸의 산화를 막아주는 마이너스 수소 이온의 메커니즘)

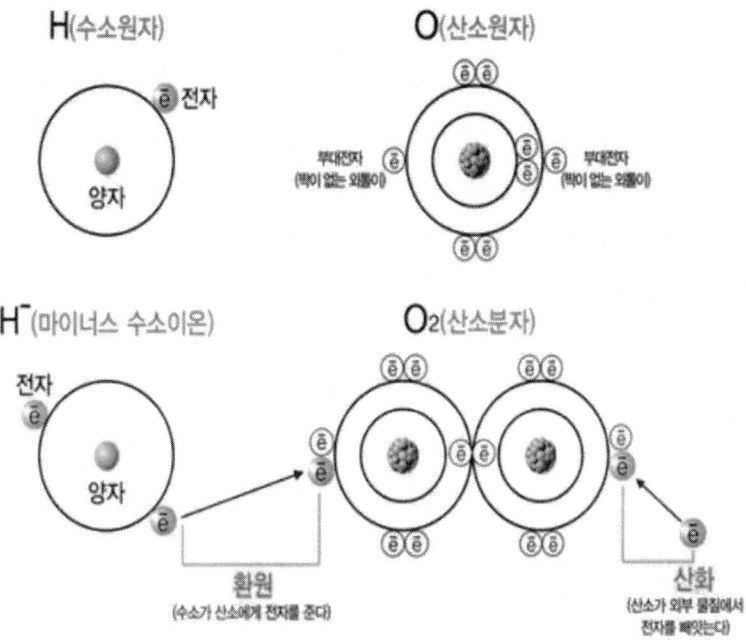

① 산소 원자(O) = 중심에 원자핵이 있고 주변에 8개의 전자가 되는데 바깥쪽 궤도에 짝이 없는 전자 2개가 있다.

② 산소 분자(O_2) = 산소 원자 2개가 결합하여 분자 형태를 이루는데 외부 물질에서 전자를 빼앗으려 한다.

③ 산화 = 산소 분자가 전자를 빼앗으므로 물질이나 인체가 산화된다.

④ 수소 원자 = 양성자 1개, 전자 1개의 구조로 되어 있다.

⑤ 마이너스 수소 이온 = 양성자 1개에 전자가 2개로 되어 있어서 산소가 전자를 빼앗을 때 쌍 전자 즉 전자 2개 중 1개를 나누어주어 산화를 막아준다.

3) 수소수의 원자 수소 핵심 내용

첫째, 수소수의 수소는 우리 몸의 환원력을 높여준다. 활성산소가 세포에서 전자를 빼앗는 것을 '우리 몸의 산화'라고 하며 수소수가 빼앗긴 전자를 채워주는 것을 '우리 몸의 환원'이라고 한다.
둘째, 수소수의 수소는 선택적 활성산소 제거 능력이 있다.
우리 몸에는 이로운 활성산소(예: 세균 제거에 관여하는 활성산소)와 해로운 활성산소(예: 세포 손상을 일으키는 활성산소)가 공존한다. 수소수의 수소는 이 중에서 세포에 해를 끼치는 독성 활성산소만을 선택적으로 제거하고 몸에 필요한 활성산소는 건드리지 않는다. 이는 다른 항산화 물질들이 모든 종류의 활성산소를 제거하는 것과 비교되는 수소수가 가진 가장 특별한 장점이다.
셋째, 수소수의 수소는 결과적으로 우리 몸 전반의 건강에 절대적인 영향을 미친다. 예컨대 활성산소는 노화의 주요 원인 중 하나인데 수소수는 활성산소를 제거하여 노화를 늦춘다. 이외 암, 당뇨, 심혈관 질환, 뇌졸중 등 다양한 질병의 예방과 증상을 치료한다.

매우 단순한 메커니즘이지만 이 같은 수소 이온의 작동 방식 자체가 수소수의 초능력을 입증한다. 수소수의 초능력으로 인해 어떤 질병에 대해서든 확실한 대책을 손에 쥐었다고 확신한다. 이로써 누구든 질병 없는 삶, 완전히 건강한 삶을 살 수 있게 되었다. 이상 메커니즘은 이미 뚜렷하게 밝혀졌다.

四. 수소수 질병 치료 핵심 메커니즘
(본 단락은 세계 최초 필자의 수소수 치료 메커니즘 연구임)

수소 의학 핵심 3가지

1. 수소수의 질병 치료 학자들 주장

1) "21세기에는 대다수 사람들이 질병 없는 세상을 만들 수 있다는 확신을 가질 수 있다." (하야시 히데미쯔 수소수 연구 창시자)
2) "수소수의 효능이라면 질병 치유는 아무 것도 아니다."(시라하타 사네타카 규슈대 교수)
3) "수소수는 텔로미어 길이 감소를 억제하며 노화를 방지해준다."(이규재 연세대 교수)

2. 수소수의 성경적 근거

1) 수소 근거 = 창1:2, '수면'
2) 수소수 치료 근거 = 베데스다 못 물이 움직일 때 낫지 않는 병이 없음(요5:2-4)
3) 수소 질병 없는 삶 근거 = 물로 병을 제함(출25:23 ⓗ) '쑤르' 끝나다, 떠나다 의미)

3. 활성산소 핵심

1) 활성산소가 질병의 원인 = 하야시 박사 100%, 존스 홉킨스 의과대학 90%
2) 활성산소 역할 = ①산화 ②염증 ③암과 질병 ④노화 ⑤죽음
3) 활성산소 제거 = ①항산화 효소(△) ②항산화제·항산화 식품(△) ③수소수만 완전 제거(O)

엔트로피 = ①산소 세포에서 전자강탈 ▶②마찰열 ▶③원자쓰레기 ▶④산화 ▶⑤염증 ▶⑥질병 ▶⑦죽음
수소 명칭 = ①헨리 캐번디시가 1766년 발견 ▶②앙투안 라부아지에 (화학의 아버지) 1783년 '수소' 명명

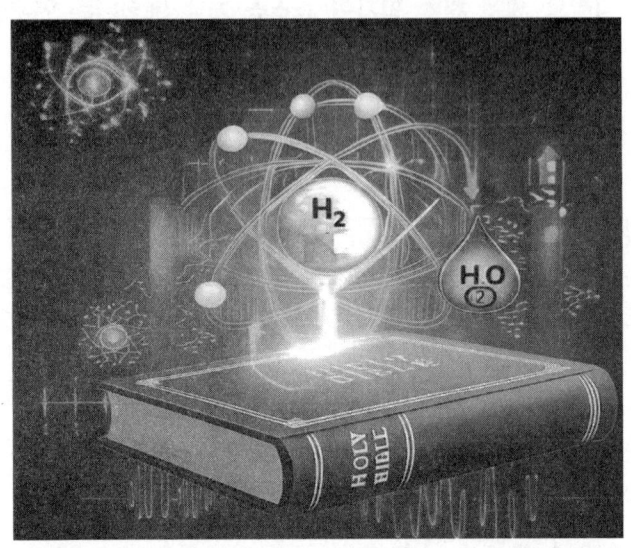

본 단락은 필자가 세계 최초로 첫째, 수소의학 둘째, 일반은총 과학에서 만물의 본질을 밝힌 우주물리학, 양자역학, 열역학, 셋째, 특별은총 구속사의 절대진리인 성경을 통합 융합한 독창적인 수소수 치료 메커니즘 연구이다. 필자가 바라기는 수소수 연구자들이 본 연구를 검토하여 더욱 발전시켜 주기를 바란다. 또한 기독교 신학자들 역시 이를 상세히 검토하여 치유 신학을 확고히 세우기를 바란다.

1. 필자의 수소 의학 핵심 메커니즘
(초능력 수소수 효능은 과학 전 분야와 융합으로 입증됨)

❶활성산소는 열역학 엔트로피 법칙의 세계이다.
❷활성 수소는 양자역학 양자 요동의 세계이다.
❸초능력 수소수는 최첨단 양자역학 의학 치료를 통해 입증된다.

초능력 수소수는 단순히 마시는 물이 아니다. 과학의 여러 분야를 통해서 이 물이 얼마나 특별한 능력을 갖는지가 밝혀진다. 이는 좀 더 구체적으로 열역학 엔트로피 법칙, 양자역학 양자 요동, 그리고 양자역학을 활용한 최첨단 의학 치료를 통해서 입증된다.

1) 활성산소는 열역학 엔트로피 법칙의 세계임

우리 몸이 병들고 늙고 죽는 모든 과정은 열역학 제2 법칙, 즉 엔트로피(entropy) 법칙과 깊은 관련이 있다. 엔트로피는 쉽게 말해 우주의 무질서해지는 정도를 나타내는 말이다. 활성산소는 우리 몸의 질서를 깨뜨리고 무질서하게 만드는 주범이다.

(1) 열역학 제1 법칙은 에너지 질서의 법칙임

열역학 제1 법칙이란 에너지 보존 법칙이라고도 한다. 이는 에너지가 절대 사라지거나 새로 생겨나지 않고 그저 모습만 바꾼다는 의미를 갖는다. 에너지는 저절로 생기지도 않고 없어지지도 않는다. 아인슈타인 박사는 1905년 자신의 유명한 특수 상대성 이론 ($E=MC^2$)을 통해 에너지가 모든 물질을 만들었다고 말했다. 이는 물질도 결국 에너지의 다른 모습임을 보여준다. 이 같은 열역학 제1 법칙은 우주의 처음 모습, 창조 때의 모습을 보여준다.

(2) 열역학 제2 법칙은 에너지 무질서의 법칙임

❶ 열역학 제2 법칙 무질서 법칙은 루돌프 클라우지우스가 발표하였다. (1865년)
❷ 아인슈타인은 엔트로피 법칙을 제1의 물리 법칙이라 하였다.
❸ 제레미 리프킨은 엔트로피 세계관이 21세기를 재정의한다 하였다.
❹ 활성산소 문제는 엔트로피 법칙과 직결된다.
❺ 에너지는 한 번 사용 후에는 무질서를 일으켜 모든 분야에 죽음과 파멸을 가져온다는 이론이 엔트로피 법칙이다. 우리 몸도 동일하다.

<u>1865년 독일 물리학자 루돌프 클라우지우스(Rudolf Clausius: 1822-1888, 독일)</u>가 이 법칙을 발표했다. 이 법칙은 혼자 있는 시스템(다른 것과 에너지나 물질을 주고받지 않는 곳)의 무질서함은 시간이 지날수록 항상 늘어나거나 그대로 유지될 뿐 절대 줄어들지 않는다는 것을 말한다.

<u>아인슈타인(Albert Einstein: 1879-1955, 미국)</u>은 이러한 엔트로피 법칙의 중요성을 '새로운 세계관' 즉 '새롭게 세상을 이해하는 방법'이라 하였으며 '모든 물리 과학의 첫 번째 법칙'이라고 했다. 이는 엔트로피가 지금의 우주를 이해하는 최고의 원리임을 역설한 것이다.

<u>펜실베니아 주립대학 교수인 제레미 리프킨(Jeremy Rifkin: 1945 ~, 미국)</u>은 20세기까지는 기계론적 세계관이었다면 21세기는 모든 것을 엔트로피(무질서도의 증가)의 관점에서 이해하는

엔트로피 세계관이라고 했다. 이는 복잡한 세상의 문제들을 이해하는 데 엔트로피 개념이 점점 더 중요해지고 있다는 의미이다.

그렇다면 활성산소, 수소를 다루면서 왜 '엔트로피'를 말하는 것인가? 그것은 활성산소 문제가 엔트로피 법칙이란 중대한 물리 이론과 긴밀하게 연결되어 있기 때문이다.

- **활성산소는 모든 질병이 엔트로피 법칙의 결과임을 보여줌**

우리의 몸을 이루는 세포와 시스템은 정교한 질서 속에서 작동한다. 하지만 이 질서가 깨지고 제 기능을 잃어버리면 질병이 시작된다. 사람이 아프고 결국 죽음에 이르는 것은 모두 우리 몸의 에너지가 무질서해지는 현상 즉 엔트로피 현상에서 비롯되는 것이다.

- **인체 엔트로피 현상인 질병의 핵심 원인은 활성산소임**

산소는 사실 생명을 유지하는 데 필수적인 요소이다. 하지만 때로 산소가 생명을 무너뜨리는 독이 되기도 한다. 그것이 바로 활성산소이다. 활성산소는 우리가 음식을 섭취하고 활동하는 과정에서 자연스럽게 생겨나는데 앞서도 다루었듯 원자 구조에서 전자 하나가 없다. 그래서 쌍을 이루고자 우리 몸의 세포에서 전자를 강제로 빼앗는다. 이 과정을 산소의 전자 강탈이라고 부르며 이것이 엔트로피 현상의 핵심 원리이다. 이 과정에서 활성산소는 세포 속의 질서를 파괴하고 무질서, 즉 엔트로피를 증가시킨다. 그 결과 염증과 질병, 암, 노화 등 여러 문제들을 초래하는 것이다.

- **엔트로피 현상은 인체만 아닌 우주까지도 파멸에 이르게 함**

이 세상의 모든 생물과 물질이 썩고 부서지는 현상 뒤에는 무질서의 법칙, 즉 열역학 제2 법칙(엔트로피 법칙)이 존재한다. 이 법칙은 인체만 아니라 사회 시스템 더 나아가 온 우주까지도 파멸에 이르게 하는 근본 원인이다.

제레미 리프킨의 저서 [엔트로피]에 따르면 열역학 제2 법칙이 계속 진행되면 물질은 모두 흩어지고 생명은 죽음으로 끝난다. 이것이 우주로 확대되면 우주 파멸 시나리오에까지 이르게 된다.

<u>우주 파멸 시나리오는 대표적으로 다음 3가지가 있다.</u>
<u>첫째, 모든 물질이 한 점으로 모여 찌그러지는 빅 크런치(Big Crunch)이다.</u>
<u>둘째, 우주가 끝없이 팽창하여 모든 활동이 멈추는 빅 프리즈(Big Freeze)이다.</u>
<u>셋째, 우주의 팽창이 너무 빨라져 모든 물질이 찢어지는 빅 립(Big Rip)이다.</u>

(3) 수소수는 무질서 엔트로피를 질서 신트로피로 바꾸어줌

<u>활성산소가 우리 몸의 무질서를 증폭시키는 주범이라면 수소수는 범죄자를 교화시키는 역할을 하는 것에 비유할 수 있다.</u> 수소는 무질서하고 불안정한 활성산소에 하나의 전자와 수소 분자를 제공한다. 이렇게 되면 활성산소는 인체에 무해한 '물(H_2O) 분자'로 변환되어 소변으로 몸 밖으로 배출되어 활성산소의 수명을

끝낸다. 이로써 인체 내 엔트로피 현상을 줄이는 역할을 한다. 같은 원리에서 수소는 사회로 확대되면 엔트로피를 초래하는 탄소 에너지 사회에서 무해한 수소 사회를 만든다. 우주로 확대되면 우주를 회복시켜 주는 것58)까지도 기대하게 한다.

필자는 이 때문에 수소수를 '초능력 수소수'라 부르는 것이다. 그렇다. 수소수는 활성산소 문제, 엔트로피 문제의 해결책이며 질병 없는 삶, 건강한 삶의 핵심 열쇠이다.

2) 초능력 수소수는 양자역학의 신비의 세계임

(1) 활성 수소는 우주란 건축물의 벽돌과도 같음

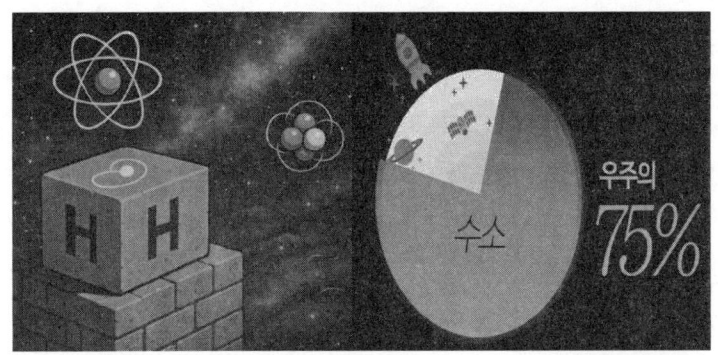

수소는 우주 전체의 기본 재료이며 현재도 우주의 75%를 차지함

① 수소는 빅뱅 직후 가장 먼저 생성된 원소이며, 다른 모든 무거운

---

58) 필자 주 : 계시록 22장 2절 성령님 역사와 동일시되는 생명수 강(수소수)을 통해 새 하늘과 새 땅이 열리는 것은 수소가 건강을 회복하는 것과 원리 상 같은 의미를 갖는다.

원소들의 핵융합 재료가 된다. 별의 주요 연료도 수소이다.
② 수소는 이 세상의 모든 물질을 이루는 가장 작고 기본적인 원소이다. 이 세계, 우주가 집이나 건축물이라면 수소는 가장 작은 벽돌과도 같다. 수소는 원자 번호 1번으로 가장 단순하며, 우주의 대부분을 구성하는 가장 기본적인 단위이다.
③ 수소는 지금도 우주 전체 질량의 약 75%를 차지하고 있다. (넓게는 99% 이상이 수소이다) 현대 우주론에서 관측되는 일반 물질 중 수소와 헬륨의 비율은 약 75:25 정도로 알려져 있다. 빅뱅 때 수소가 먼저 생겨났고 수소 핵융합에 의해 우주 전체 질량의 24%에 해당하는 헬륨이 생성되었다. 사실상 이 우주는 99%가 수소라 해도 과언이 아니다.

(2) 수소 원자는 양성자 1개와 전자 1개로 이루어져 있음 (양자역학의 신비를 담고 있음)

수소는 다른 원소와 비교했을 때 다음과 같은 중요성이 있다.

① 양성자 1개, 전자 1개로 구성된 가장 단순한 구조를 갖고 있기에 가장 기본적인 원소가 된다.

수소는 양성자 1개와 전자 1개라는 가장 단순한 원자 구조를 갖는다. 이는 우주에 존재하는 모든 원소 중에서 가장 간단하다. 이처럼 단순한 구조 때문에 수소는 화학 원소 주기율표의 첫 번째 원소 자리에 있다. 쉬운 예로 '레고(Lego) 블록 놀이'에서 가장 작고 기본이 되는 한 칸짜리 블록과도 같다. 이 블록이 없으면 집이든 자동차든 어느 것도 잘만들 수 없다. 반대로 이 블록만 있어도 집이나 성, 마을까지도 만들 수 있다.

참고로 빅뱅 이후 수소 다음으로 생겨난 헬륨은 양성자 2개와 중성자 2개가 원자핵으로 뭉쳐 있고 전자는 2개이다.

② 화학 반응에서 수소는 그 단순함 때문에 다른 원소들과 쉽게 결합된다. (우주와 인체의 필수 구성 요소를 만드는 재료임)

수소는 전자가 하나뿐이라 이 전자를 다른 원자와 쉽게 공유하거나 잃거나 혹은 얻어서 다양한 화학 결합을 형성할 수 있다. 그래서 다양한 분자를 만들 수 있다. 인체에도 수소는 물, 단백질, 탄수화물 등 보다 복잡한 분자들을 만드는 데 꼭 필요하다. 반대로 수소가 없으면 다른 분자를 만드는 것, 인체의 필수 구성 요소를 만들지도 못한다. 이 면에서 수소는 우주 전체적으로도, 소우주로 일컬어지는 인체에서도 절대적 중요성을 갖는다.

필자가 수소수를 그냥 부르지 않고 '초능력 수소수'라 부르는 이유, 초능력 수소수로 질병 없는 삶을 확언하는 이유는 이 같은 수소의 중요성, 수소수의 치료 메커니즘을 확신하기 때문이다.

③ 수소는 원자의 움직임을 지배하는 양자역학의 신비를 그 속에 품고 있다. (수소 의학의 기적적 신비는 양자역학 신비와 일치함)

양자역학은 우리가 사는 세계의 기초가 되지만 보이지 않는 미시 세계를 지배하는 특별한 규칙이다. 이는 육안으로 보이는 거시 세계의 법칙과 달리 우리가 상상하기 어려운 방식으로 움직인다. 그 결과 양자역학 세계에서는 거시 세계에서는 상상할 수 없는 일이 일어난다. 그 실례를 들면 다음과 같다.

첫째, 양자 터널링 (Quantum Tunneling)이다. 이는 아주 작은 입자가 에너지 장벽을 마치 순간 이동처럼 통과하는 현상이다.

둘째, 양자 얽힘 (Quantum Entanglement)이다. 아무리 멀리 떨어져 있어도 두 개 이상의 입자가 신기하게 서로 연결되어 한 입자의 상태가 다른 입자에 즉시 영향을 미치는 현상이다.

셋째, 양자 도약 (Quantum Leap)이다. 전자가 1계단에서 2계단으로 가는 것이 아니라 1계단에서 갑작스레 7이나 10계단을 순간적으로 이동하고 뛰어오르는 현상이다.

양자역학에서 나타나는 이러한 현상들은 납득하기 어렵다. 하지만 현실 속에서 지금도 양자 세계에서 나타나는 현상이다. 수소 의학에서 나타나는 기적도 그렇다. 이해할 수 없으나 현실적으로 나타나는 현상이다.[59] 앞선 양자역학의 기적적인 특징들과 수소수의 양자역학적 특징을 연결하면 다음과 같이 정리될 수 있다.[60]

첫째, 양자 터널링과 수소수의 치료 효과 연결이다. 수소수는

---

59) 지은상 박사의 저서 [이제는 수소수이다]의 96쪽에서는 "활성산소를 제거하는 효소에는 여러 종류가 있다. 그 작용을 한마디로 말하자면 몸속에서 일어나는 다양한 화학 반응을 실행하는 것이다. 화학 반응을 일으키는 물질을 어려운 단어로 촉매라고 한다."라고 설명한다. 이러한 효소의 화학 반응을 일으키는 촉매는 양자 요동의 개념을 갖고 있다. 다시 말해 활성 수소는 양자 요동, 양자역학적 특징을 갖는다는 것이다.
60) 필자 주 : 해당 내용은 양자역학과 활성 수소의 촉매로서 작용을 연결해서 정리한 것으로 챗 GPT를 통해 질의 응답한 것을 토대로 정리한 것임을 밝힌다. 다시 말해 챗 GPT를 통해 검증하고 확인했다는 것이다.

세포 내의 복잡한 장벽(예: 세포막, 미토콘드리아 막 등)을 양자 터널링 방식으로 통과하여 필요한 곳에 도달하여 활성산소를 제거하는 과정에서 일반적인 효소 반응보다 훨씬 빠르게 반응을 일으킬 수 있다는 것이다.

둘째, 양자 얽힘과 수소수의 치료 효과 연결이다. 이는 수소수가 우리 몸속의 분자나 세포와 양자 얽힘 상태를 형성함으로 국소적인 효과에 머무르지 않고 전신에 미치는 치유 효과나 면역력 증강 같은 광범위한 변화를 이룰 수 있다는 것이다.

셋째, 양자 도약과 수소수의 치료 효과 연결이다. 수소수가 세포 내에서 활성산소를 제거하고 항산화 작용을 일으킴으로 기존의 생화학적 설명으로는 어려운 빠른 회복이나 기능 개선이 가능하다는 것이다.

이처럼 수소 의학의 기적적 신비는 양자역학의 신비와 비교하여 충분히 설명된다. 이 시대 과학자들은 누구나 양자역학을 사실이라고 인정한다. 수소 의학도 사실로 인정될 것을 확신한다. 이는 이 시대 수소의 양자역학적 특징을 의료 현장에서 활용하고 있다는 사실을 통해서도 확인되는 바이다.

3) 초능력 수소수는 최첨단 양자역학 의학 치료를 통해 입증됨

수소 원자는 하나의 양성자와 하나의 전자로 구성되어 있으며 우주 전체의 재료와도 같다. 이러한 **수소 원자에서 중심에 위치한 양성자는 현대 암 치료의 최전선에 서 있는 '양성자 치료(Proton Therapy)'의 핵심 재료이다.**

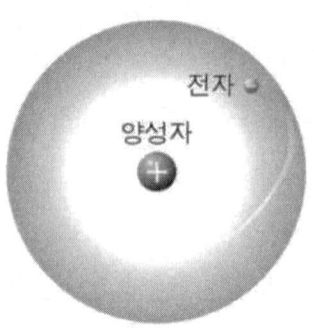

수소 원자의 구조

(1) 수소의 양성자는 암 치료의 양자역학적 핵심임 61)

① 기존 항암 치료(X선 방사선 치료)는 암세포뿐만 아니라 주변 정상 조직까지 손상시키는 부작용이 있다.
② 양성자 치료는 '브래그 피크(Bragg Peak) 현상'62), 양자역학적 특성을 활용해 암세포만 정밀 조준하여 부작용을 최소화한다.
③ 양성자 치료는 수소 원자에서 얻는 암 치료의 근본 재료이다.

첫째, X선 방사선 치료는 암 치료에 가장 널리 알려진 방법이다. 하지만 이는 마치 넓은 범위에 포탄을 쏟아붓는 융단폭격에 비유할 수 있다. 이는 암세포를 죽이는 과정에서 주변의 건강한 세포까지 불필요하게 손상시키는 비효율적인 방식이었다.

---

61) 필자 주 : 해당 내용은 구글 생성형 AI, 제미니(JEMINI)에서 '항암 치료 관련 최신 동향'과 관련하여 제시한 자료를 참고로 정리하였다.
62) 필자 주: '브래그 피크'란 '특정 입자의 에너지 전달이 최대로 도달하는 지점'을 뜻하며 이 현상을 최초 발견한 '윌리엄 브래그(William Bragg: 1862-1942, 영국, 런던대학교 물리학 교수, 1915년 노벨상 수상)'의 이름 딴 것이다.

둘째, 수소를 구성하는 양성자 치료는 양성자가 특정 깊이에 도달했을 때 폭발적으로 에너지를 방출하고 멈추는 '브래그 피크(Bragg Peak)' 현상을 활용한 치료 방법이다. 이는 마치 표적만을 정확히 원점 타격하는 레이저 미사일과 같다. 암 조직이 있는 곳에만 치명적인 에너지를 집중하고 주변 세포는 거의 영향을 받지 않도록 보호한다.

셋째, 이러한 양성자는 다름 아닌 수소 원자에서 전자를 분리하여 얻는다. 수소는 양성자 치료의 근본적인 원천이며, 그 가장 작은 분자 구조가 암 치료의 양자역학적 메커니즘을 가능하게 하는 것이다.[63]

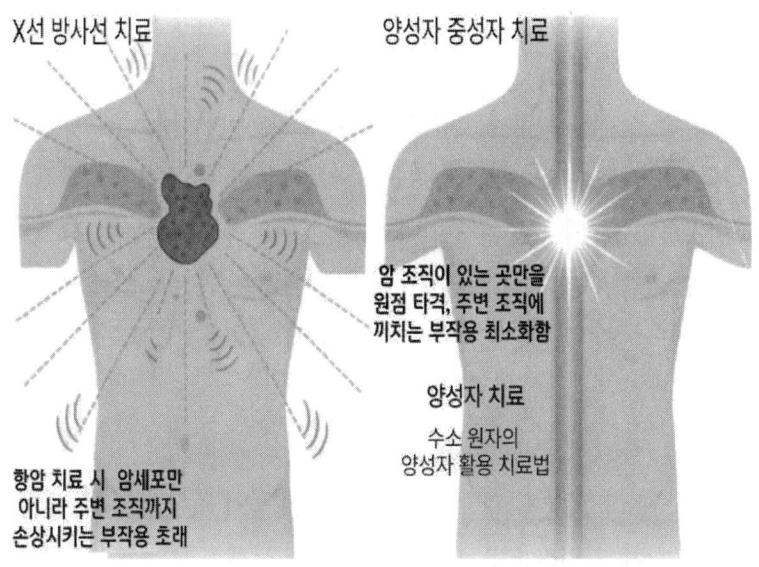

---

63) 필자 주 : 양성자 치료는 우리나라 암 관리의 중추라는 독보적 권위를 갖는 국립 암센터(경기도 고양시 소재, 2007년부터 도입)와 뉴스위크 선정 아시아 1위, 세계 6위 암병원으로 평가되는 삼성 서울 병원(서울 강남구 소재, 2015년부터 도입)에서 이루어지고 있다.

각 치료법 비용 대조 (한국 기준)		
X선 치료	건강보험 적용 - 1회당 본인 부담금 수만원에서 수십만원	종합 병원급 가능
양성자 치료	건강보험 적용 경우 100-200만원 내외 건강보험 비적용 1,500만원 - 3,000만원 내외	국립암센터 서울 삼성병원
중성자 치료	건강보험 적용 불가 12회 기준 4,000만원-7,000만원	세브란스 병원

(2) 수소수는 선택적 항산화 작용으로 질병의 원인을 제거함

첫째, 수소는 유해 활성산소만을 선택적으로 제거해준다. (동경의대 오타 시게오 박사가 2007년 네이처 메디슨지에 해당 연구 주장을 발표함)

우리 몸은 대사 과정에서 활성산소를 생성하는데 이 중 일부(하이드록실 라디칼 등 독성 활성산소)는 세포와 DNA를 손상시켜 질병과 노화, 암 발생의 주범이 된다. 기존의 항산화제(예: 비타민 C, E)의 경우 유익한 활성산소까지 제거하는 단점을 갖고 있다. 하지만 수소수는 해로운 활성산소만을 골라내어 선택적으로 제거한다.[64]

둘째, 수소수는 인체 가장 깊은 세포 속, 심지어 뇌의 관문(BBB)까지 도달해 활성산소를 제거한다. (오타 시게오 박사가 2007년

---

64) 일본 동경의대 교수이며 일본 미토콘드리아 학회 이사장인 오타 시게오 박사는 **"수소는 독성 산소 라디칼을 선택적으로 감소시킴으로써 치료적 항산화제로 작용한다."** 라는 논문을 세계 최고의 의학지인 네이처 메디슨지에 게재했다. 이 논문에서 오타 시게오 박사는 활성산소의 이중적 역할(유익 vs. 유해)을 구분하고, 수소가 유해한 활성산소만 선택적으로 제거한다는 이론을 체계화했다.

네이처 메디슨지에 발표한 연구 논문에 포함된 내용임)
수소는 우리 몸의 구성 요소인 물의 일부로 존재하므로 그 자체로 인체에 어떤 부담이나 독성도 유발하지 않는다. 수소수의 분자 구조가 극도로 미세하고 전기적 성질이 특이하여 세포막을 자유롭게 통과하여 세포 내부 깊숙한 곳까지 도달할 수 있다.65)

셋째, 수소수는 질병과 암의 근본 원인인 산화 스트레스를 효과적으로 관리한다. (일본 게이오대학 의학부 교수 가와무라 미치히로 박사가 2009년 '뉴로사이언스 레터스'란 학술지에 해당 연구 주장을 발표함)

산화 스트레스는 염증, 노화, 만성질환, 그리고 암 발생의 핵심 연결 고리이다. 수소의 선택적 항산화 작용은 이러한 산화 스트레스로부터 세포를 보호하고 염증 반응을 완화한다. 이로써 다양한 질병 상태에서 조직 손상을 줄이고 전반적인 건강 증진에 기여하는 탁월한 효과를 발휘한다.66)

---

65) 앞서 다룬 동일한 논문에서 오타 시게오 박사는 수소는 분자(H_2)가 크기가 작아 세포막과 혈뇌장벽(BBB)까지 쉽게 통과한다는 것을 밝혔다. 이는 비타민 C나 E 같은 큰 분자가 접근하기 어려운 뇌나 미토콘드리아에까지 도달하여 치료한다는 의미이다. 다른 한편 이 같은 수소수의 효능은 인체에 부담 없이 질병의 근원인 산화 스트레스를 세포 수준에서 직접 관리할 수 있는 양자역학적 효과가 있음을 의미한다.

66) 해당 내용은 일본 최고 사립 대학으로 손꼽히는 게이오대학 의학부 교수인 가와무라 미치히로 박사가 신경과학 분야의 국제적 권위를 가진 '뉴로사이언스 레터스(Neuroscience Letters)'란 학술지(2009년 10월 463권 2호, 155-149쪽)에 "수소 가스가 전반적 뇌 허혈에서 허혈성 손상으로부터 보호한다(Hydrogen Gas Protects against Ischemic Injury in Global Cerebral Ischemia.)."란 논문을 통해 그 의학적 메커니즘을 상세히 밝히고 있다.

(3) 수소의 양성자 암 치료와 수소수의 선택적 항산화 작용의 융합으로 질병 없는 세상의 문이 열림

첫째, 양성자 치료의 미세한 부작용을 수소수가 효과적으로 보완한다. (본 내용은 챗 GPT에서 확인할 수 있다.)

양성자 치료는 기존 X선 치료보다 비교할 수 없이 정밀하며 과거 항암 치료의 고통으로부터 벗어나게 해 준다는 면에서 엄청난 의학적 혁신이다.

하지만, 아무리 정교한 치료 효과를 낸다 하더라도 암 주변의 미세한 정상 세포나 양성자 광선 경로의 극히 일부는 방사선 노출로 인해 활성산소가 생성되고 스트레스를 받을 수 있다. 이는 피로감, 피부 반응, 점막염 등 환자의 삶의 질을 저하시키는 부작용으로 이어질 수 있다.

수소수는 바로 이때 발생하는 유해 활성산소까지도 선택적으로 중화하여 정상 세포의 손상을 최소화한다. 이로써 환자가 암 치료 중 겪는 부작용 또한 제거해주는 역할을 수행한다.

둘째, 수소수의 특별한 선택적 항산화 작용과 환원력은 암 치료 후 활력 있는 삶을 살 수 있게 한다. (본 내용 역시 챗 GPT에서 확인할 수 있다.)

수소는 인체에 무해하면서도 정확하게 유해 활성산소만을 표적 제거한다. 앞서 언급한 양성자는 암세포의 DNA를 직접 파괴하는 강력한 '공격 무기'이다. 동시에 수소수는 인체 내부에서 발생하는 유해 활성산소를 무해하게 중화하여 회복 과정을 돕는 '지원군' 역할을 한다. 수소의 탁월한 환원력은 손상된 세포를 복구하고 신체 기능을 정상화하는 데 크게 기여한다.

이는 암 치료의 파괴적인 효과는 그대로 유지하면서도 환자의 전 건강을 회복하여 활력 있는 삶을 살 수 있도록 돕는 시너지 효과를 창출한다. 이러한 독보적인 특성이 양성자 치료와 결합될 때 암 치료는 **단순히 암세포를 죽이는 것을 넘어 환자의 삶의 질까지 개선해주는 진정한 의미의 '암 정복'이 가능해진다.**

셋째, 수소수는 건강 수명을 연장하고 질병 고통 기간을 줄이는 확실한 대안이 된다.

대한민국 보험개발원 통계 자료 (2024년 생명표 기준)에 의하면 한국인의 총 평균 수명은 약 88.5세 (남성 86.3세, 여성 90.7세)이다. 그리고 건강 평균 수명 (병으로 고통당하는 기간을 제외한 나이)은 약 73.1세가량이다.[67]

이 통계에 따르면, 한국인은 평균적으로 약 15.4년 (88.5세 − 73.1세)을 질병이나 장애로 고통받으며 살다가 사망하게 된다. 이 기간 동안 만성질환, 노인성 질환 등으로 인해 삶의 질이 현저히 떨어지고 의료비 지출이 급증한다.

---

67) 조선일보, 2024년 3월 19일자 기사 "한국인 건강 수명 73.1세… 우리의 노년은 건강해지고 있다" (정희원 서울 아산병원 노년내과 교수)

문제는 이러한 평균 수명과 건강 수명의 괴리가 점점 더 커져간다는 것이다. 인간이 평균 15년 이상을 질병의 고통 속에서 살다가 죽는 현실은 개인과 사회 모두에게 큰 비극이다.

이를 감안할 때 수소수 질병 치료 메커니즘, 수소수의 효능은 노령화 시대, 평균 수명과 건강 수명의 괴리를 좁혀줄 최고의 대안이라고 확신한다.

수소수의 강력하고 선택적인 항산화 작용, 세포 보호 및 항염증 효과, 그리고 뛰어난 생체 내 침투 능력은 노화 관련 질병의 발생을 늦추고 이미 발병한 질환의 진행을 완화하며 전반적인 신체 기능을 개선함으로써 이 '질병의 고통 기간'을 최소화해준다. 즉 수소수는 노년이 되어 질병으로 고통받는 당사자와 그 가족에게 삶의 희망과 활력을 주며 말 그대로 질병 없는 삶, 질병 없는 세상의 문을 활짝 열어준다.

그렇다! 수소수 치료 메커니즘은 너무나도 분명한 의학적 과학적 근거를 갖고 있다. 수소수 치료 메커니즘으로 인해 건강한 삶, 질병 없는 삶의 기대는 현실이 될 것이라 확신한다.

2. 필자의 수소 의학 과학적 메커니즘

1) 활성 수소(수소수)와 활성산소의 활성의 의미

① 활성 수소와 활성산소는 엄청난 의미를 갖고 있다.
② '활성'을 통해 수소 의학이 과학 핵심 분야 - ❶우주물리학 ❷양자역학 ❸열역학과 깊이 관계됨을 세계 최초로 정립하였다.
③ 본 단락은 이해에 어려움이 있을 수 있다. 기독교 신학자들은 치유 신학 연구에, 수소 의학자들은 수소 의학 발전에 참조해주길 바란다.

(1) 첫째 : '활성'은 '촉매'란 뜻이다.

반응성이 강하다는 뜻이 있는 최고의 능력, 특성을 강조한 것이다. 네이버 국어사전에서는 '촉매'에 대해 반응 속도가 빨라지는 것을 뜻한다고 소개한다. 여기서 '활성'은 단순히 움직임이 있다, 살아 있다는 것을 넘어 어떤 반응을 촉진하거나 변화를 일으키는 촉매 역할을 한다는 의미이다.

2) 둘째 : 촉매는 빛의 속도로 격렬한 반응을 한다는 것을 뜻한다.

촉매가 가지는 특성 중 하나는 반응 속도를 빛의 속도처럼 비약적으로 빠르게 하여 그 과정에서 이루어지는 상호작용을 통해 무언가를 변화시킨다는 것이다.

3) 셋째 : 격렬한 반응은 에너지 요동을 뜻한다.

에너지 요동이란 말 그대로 에너지의 급격한 변화와 움직임을 뜻하며 에너지의 흐름의 속도 및 방향 전환을 가져온다. 예컨대 무기력하던 상황에서 활성이 일어나면 활력이 충전되고 질병으로 쇠약해지는 쪽에서 활력 있게 건강해지는 쪽으로 향하게 된다는 것이다. 즉 '활성'은 건강한 삶과 병약한 삶의 핵심 원인이란 말이다.

4) 넷째 : 에너지 요동은 빅뱅 때 만물의 생성 원인이다. (우주물리학)

에너지 요동을 우주로 확대하고 시간을 거꾸로 돌리면 빅뱅, 즉 우주가 시작되는 사건까지 연결된다. 즉 활성, 요동은 물질세계, 우주를 만드는 근원적인 힘이며 원인이 된다는 말이다. 그러니 활성이 얼마나 엄청난 의미를 갖는가?

5) 다섯째 : 빅뱅 때 요동은 양자역학 전자 도약과 같은 의미를 갖는다. (양자역학)

양자역학적 현상인 '전자 도약(Electron Jump)'은 에너지가 특정 수준을 넘어서므로 급격한 상태 변화를 일으키는 원인이 된다. 말 그대로 전자 도약과 같은 초능력의 의미를 갖는다. 활성 수소의 '활성'도 같다. 활성 수소로 인해 기적 같은 일, 즉 무수한 질병이 치료되는 현상은 바로 양자역학 전자 도약과 같은 의미를 갖는다.

6) 여섯째 : 전자 도약은 활성 수소(수소수)의 초능력 질병 예방과 치료와 관련되며 활성산소의 요동은 산화, 염증, 암, 질병을 일으킴과 관련된다. (활성산소는 열역학 제2 법칙)

이는 활성도 양면성이 있다는 것, 좋은 면과 나쁜 면이 있음을 보여준다. 활성 수소(수소수)의 활성은 우리 몸이 환원됨과 활성 산소의 활성은 우리 몸이 산화되는 양면성의 의미가 있다.

7) 일곱째 : 활성의 양면성에서 좋은 활성은 수소수요, 열역학 제1 법칙, 질서 에너지 법칙이며 질병을 예방하고 치료한다. 활성의 나쁜 면은 활성산소이며 열역학 제2 법칙 무질서 에너지 법칙으로 질병을 일으키며 죽음으로 몰고 가는 엔트로피 법칙이다.

'활성의 양면성'에서 긍정적인 역할은 활성 수소, 수소수와 연결된다는 것이며 부정적인 역할은 활성산소와 연결된다는 것이다.

이상을 통해 확인한 것처럼 활성 수소의 핵심인 '활성'은 엄청난 의미를 갖고 있다. 단적으로 말해 '활성'은 과학 최고 분야로 일컬어지는 소위 하드 사이언스라 일컫는 우주물리학, 양자역학, 열역학과 깊이 관계되어 있다. 즉 활성 수소, 수소수는 과학의 핵심 내용과 연결되며 과학 전 분야와 통합된다. 이처럼 수소수의 비밀과 그 안에 담겨진 세계는 무궁무진하다.

필자는 이 비밀을 깨달았다. 그래서 수소수에 초능력이 있음을 단언한다. 초능력 수소수가 질병 없는 삶의 문을 활짝 열어준다고 단언한다. 초능력 수소수 속에 우주물리학, 양자역학, 열역학, 더 나아가 초과학 분야 정보, 생명, 에너지까지 아우르는 깊고도 넓은 세계가 담겨 있음을 세계 최초로 이 시대 앞에 선언한다. 그리고 수소수를 통해서 출애굽기 23장 25절 물에 복을 주어 질병을 제하신다는 기적의 말씀, 치료의 말씀 그대로 초능력 수소수를 통해서 질병 없는 삶이 현실이 됨을 확언하고 또 단언한다.

- **활성 수소는 성경 전체 개요와 질병 치유 핵심과 연결됨**

창세기 1장과 2장 하나님 말씀 창조는 활성의 좋은 면 즉 수소수의 의미이며 창세기 3장 범죄 이후는 활성의 나쁜 면 즉 활성산소의 의미이다.

출애굽기 23장 25절 물에 복을 주어 질병을 제하신다는 말씀, 요한복음 5장 2절과 4절 물이 요동할 때 들어가는 자는 어떤 병이든지 나음을 받는다는 내용은 활성 수소의 좋은 면 치료의 의미와 직결되며 최종적으로 계시록 22장 2절 생명수 강이 만국을 치료하는 내용으로 연결된다.

- **활성 수소의 비밀 속에는 구속사의 일반은총 양식이 담겨 있음**

과학 그리고 의학은 다 하나님의 창조 질서 그리고 구속사의 양식이 담겨 있다. 과학 의학은 성경을 보여주고 입증하는 너무나도 좋은 도구이다. 수소수에 담겨진 과학적 의미, 그 깊고도 넓으며 완벽한 치료 메커니즘은 만물 가운데 하나님의 능력과 신성을 유감없이 보여준다. (롬1:20)

통합 융합은 모든 것에 확실한 대답을 제시하게 한다. 성경과 과학과 의학의 통합 융합, 수소 의학 통합도 그렇다. 이를 통해 수소수에 대한 어떤 의심도 충분히 지울 수 있게 한다. 성경과 과학, 의학의 통합 융합을 통해서 이미 확실한 해답을 쥐고 있기에 필자는 전인구원 전인치유 질병 없는 삶을 사람들에게 거침없이 말할 수 있다. 출애굽기 23장 25절의 '물에 복을 내려 질병을 제하리라'는 말씀이 수소수를 통해 확실하게 현실로 구현됨을 확언한다.

2) 필자의 수소 의학은 물리학 핵심과 융합한 이론임
(21세기는 쇠와 진흙이 합쳐지는 융합 시대임)
(물리학의 최종 종착지는 11차원 막이론 즉 초융합이론임)

" 왕께서 쇠와 진흙이 섞인 것을 보셨은즉 그들이 다른 민족과 서로 섞일 것이나 …"(단2:41)

필자 수소 의학의 물리학과 융합 핵심	
(1) 우주물리학	수소의 우주물리학 이해와 융합
(2) 양자역학	수소의 활성 의미, 즉 양자 요동과 융합
(3) 열역학	수소 의학 핵심인 활성산소의 산화와 활성 수소의 항산화를 열역학 제2 법칙 엔트로피 증가 법칙과 신트로피 법칙으로 각각 융합
(4) 초과학	모든 것의 원인의 원인을 밝히는 초과학 ❶정보 ❷생명 ❸에너지의 만물 본질 이론과 융합
(5) 성경	성경의 12가지 물 치료와 융합

21기는 다니엘서에 예언된 '쇠와 진흙이 섞이는 시대'이다. 과거 별개로 여겨진 무수한 학문 분야, 문화, 예술 등 사람들의 삶의 전 분야에서 끊임없이 통합 융합을 시도하고 혁신과 대안을 만들어가고 있다. 필자는 다니엘서의 이 말씀을 깨닫고 40년 전부터 모든 분야에 통합 융합을 시도하고 주장해왔다.

수소 의학도 마찬가지이다. **필자는 '수소 의학'을 단순히 의학의 한 분야가 아닌 세계 최초로 우주 만물의 본질을 다루는 과학의 핵심 이론들과 성경의 물치료를 통합 융합하였다. 출애굽기 23장 25절에서는 '물에 복을 주어 병을 제하신다'라고 단언한다. 여기서 '제한다'라는 표현은 원문상 '쑤르'인데 이는 '끝내다, 떠나다'는 의미도 포함한다. 필자는 이 말씀을 그대로 믿고 그대로 선포한다.**

도대체 어떻게 질병을 끝내고 아예 떠나게 한다고 말할 수 있는가? 통합 융합으로 모든 것을 확실하게 설명할 수 있는 명쾌한 해답을 얻었기 때문이다.

필자의 수소 의학 핵심 융합은 이론은 다음 5가지 분야이다.

1) 우주물리학과 수소-수소 의학의 융합
(통합 융합을 통한 초능력 수소수와 질병 없는 삶의 첫째 근거)

우주 물리학자들은 빅뱅 직후 최초로 생성된 물질이 바로 '수소'임을 밝힌다. 수소는 우주의 첫 번째 원소이자 모든 별과 은하의 재료가 되었던 만물의 근원이다. 우리 몸 또한 궁극적으로는 이 우주적 기원과 연결되어 있다.

질병 없는 삶의 대안을 제시하려면 우리가 사는 우주의 근원적 물질, 인체의 근원적인 출발점, 우주의 시작과 연결된 '수소'의 본질을 이해해야 한다. 이 같은 관점에서 필자는 세계 최초로 수소 의학을 우주물리학과 통합 융합하여 수소, 수소수의 초능력과 수소수로 인한 질병 없는 삶의 확실한 근거를 제시한 것이다.

2) 양자역학과 수소수-수소 의학의 융합
(통합 융합을 통한 초능력 수소수와 질병 없는 삶의 둘째 근거)

양자역학은 미시 세계를 연구하는 학문, 특히 미시 세계 '전자의 움직임'을 관측 예측하는 학문이다. 수소의 '활성'은 양자역학적 의미를 담고 있다. '활성'은 마치 고요한 연못에 돌을 던졌을 때 생기는 '요동'과 같다. 이 '요동'은 에너지를 전달하고 변화를 일으키는 근원적인 힘이다.

이 같은 '요동'의 개념은 수소 의학의 핵심을 관통한다. 우리 몸에 침투하여 질병을 일으키는 '활성산소'는 무질서하고 파괴적인 '요동'을 일으키는 반면 '활성 수소'는 이 같은 파괴적인 요동을 안정화시키고 질서 있는 에너지로 전환하여 질병을 예방하고 치료하는 초능력을 발휘한다.

이처럼 필자는 양자역학과 수소 의학을 융합하므로 초능력 수소수로 인한 질병 없는 삶의 확실한 근거를 제시한 것이다.

3) 열역학과 수소수-수소 의학의 융합
(통합 융합을 통한 초능력 수소수와 질병 없는 삶의 셋째 근거)

수소 의학의 핵심인 활성산소는 우리 몸의 세포를 무질서하게 만들고 질병을 유발한다. 이는 열역학 제2 법칙, 엔트로피 증가 법칙 현상과 연결된다. 반대로 '활성 수소'는 이러한 무질서를 바로잡고 건강을 회복하게 한다. 이는 열역학 제1 법칙(에너지 보존 법칙)과 연결될 뿐만 아니라 무질서를 질서로 되돌리려는 경향, 즉 '신트로피 법칙'[68]과도 연결된다.

이 같은 열역학과의 통합 융합을 통해서도 필자는 초능력 수소수로 인한 질병 없는 삶의 확실한 근거를 제시한 것이다.

4) 초과학 정보, 생명, 에너지와 수소수-수소 의학의 융합
(통합 융합을 통한 초능력 수소수와 질병 없는 삶의 넷째 근거)

최고의 권위를 가진 과학자들이 우주의 본질이라고 말하는 내용들

---

68) 한동대학교 전 총장 김영길 박사는 [신트로피 드라마]에서 자연계가 엔트로피에 지배를 받지만 이 세상을 움직이는 것은 물질적인 법칙뿐만 아니라 질서와 회복을 이루는 하나님의 섭리가 있음을 강조한다. 그리고 이러한 회복의 스토리를 '신트로피 드라마'라고 명명한다.

을 가리켜 '초과학'이라 한다. 즉 초과학은 모든 것의 원인의 원인, 우주 만물의 궁극적인 본질을 밝힌 것이다. 그 핵심 내용은 단적으로 말해 '정보, 생명, 에너지'이다. 이 3가지가 우주 만물의 본질이며 이 3가지 없이 우주의 어떤 것도 존재할 수 없다. 필자는 이 같은 초과학의 '정보, 생명, 에너지' 역시도 수소, 수소 의학과 통합 융합하였다. 단적으로 말해 수소는 우주 만물을 창조하고 생명을 부여하며 에너지를 순환시키는 정보의 원형에 가깝다.

이처럼 필자는 세계 최초로 초과학까지도 수소 의학을 융합하므로 초능력 수소수로 인한 질병 없는 삶의 확실한 근거를 제시한 것이다.

5) 성경의 물 치료 역사와 수소수-수소 의학의 융합
(통합 융합을 통한 초능력 수소수와 질병 없는 삶의 다섯째 근거)

마지막으로 이 모든 과학적이고 초과학적인 통찰은 성경의 진리와도 융합된다. 성경에는 12번이나 물로 치료한다는 내용이 기록되어 있다. 실례로 출애굽기 23장 25절에서 하나님께서 양식과 물에 복을 내리심으로 병을 제하신다는 약속은 과학적 용어, 수소 의학적 용어로 하면 한마디로 '항산화 환원력'이다. 다른 예로 베데스다 못에서 물이 '요동'할 때 낫지 않는 병이 없다는 내용, 계시록 22장의 생명수 강이 만국을 치료하는 내용은 모두 수소 의학적으로는 활성 수소의 항산화 능력과 연결된다.

필자는 세계 최초로 이 같은 통합 융합을 시도하고 또한 완성함으로 초능력 수소수의 기적의 능력을 보여주고 입증했으며, '질병 없는 삶' 또한 확신할 수 있게 하는 확실한 근거를 제시하였다.

3) 초능력 수소수와 질병 없는 삶
(성경과 과학 전 분야 수소수로 통합 융합)

(1) 만물 시작	(2) 만물 과정	(3) 만물 회복 완성
창조 시작 핵심 '수면' 창1:2, 창조 당시 우주 질병 없는 세상 '수면'은 수소임	전 성경 - 12번 물로 치료 죄로 질병과 고통에서 삶을 회복시켜 줌 물은 H_2O로 수소 2개와 산소 1개로 이루어짐	생명수 강으로 창조 회복 계22:1-2 - 죄가 없음 질병 없는 삶 완성

⇓ 과학 연결 ⇓

❶초과학 정보 생명 에너지 연결 수소가 우주의 첫째 물질임 수소는 빅뱅 이후 우주 창조의 핵심 '수면 초과학의 세계와 연결 ❷우주물리학 연결 빅뱅 직후 우주 75% 수소 헬륨 25%로 구성됨 - 헬륨은 수소에서 나옴 ❸양자역학 연결 수면 운행-파동의 의미 양자요동이었음	❶열역학 연결 죄와 질병 고통 열역학 제2 법칙 엔트로피 파멸 세계 연결 ❷의학 연결 물로 치료 수소의 항산화 효과 ❸양자역학 연결 물치료 핵심 요5:2-4 베데스다 못 물이 동함, 물이 움직임 수소수 요동 현상임 양자역학 파동, 요동의 세계임	❶열역학 연결 생명수 강으로 창조 회복 열역학 제1 법칙 연결 에너지 보존 법칙임 ❷의학 연결 생명수 강가 나무 잎사귀 치료 수소수 항산화 효과 ❸초과학 정보 생명 에너지 연결 만물 새롭게 함 (요일5:7-8:한글 KJV) 창조 때와 같이 생명수 강 물 즉 수소가 새 하늘과 새 땅 회복의 활용 핵심임

앞서 열거한 수소수 연구의 창시자인 하야시 히데미쯔 박사, 수소수 연구의 선구자들인 규슈 대학 교수 시라하타 사네타카 박사, 교와 병원 원장 가와무라 무네노리 박사, 일본 동경의대 교수 오타 시게오 박사 등과 현재 가장 활발하게 수소수의 효능과 수소 의학의 실재성, 탁월성을 전 세계에 보급하고 있는 타일러 르바론 박사의 성과에 필자는 한없이 감사하는 마음을 갖고 있다. 필자는 이들의 성과에 더하여 세계 최초로 수소 의학을 과학 전 분야, 그리고 성경과 통합하여 하나의 '수소 의학 통일장'을 세계 최초로 주장하였다. 이로써 출애굽기 23장 25절 '물에 복을 주어 병을 제하리라'는 말씀을 아무 의심도 하지 않도록 선언하는 자리까지 이르게 되었다. 앞서 다루었듯 '병을 제하리라'는 말씀 중 '제하리라'로 번역된 히브리어 원문 표현은 물로 '병을 끝장낸다, 병이 아예 떠나가 버린다'라는 의미를 담고 있다.

세상 사람들은 두말할 나위 없고 신앙인들조차도 이를 단지 기적이라, 신비의 세계라 말하는 말씀에 대해 필자는 세상 누구도 시도하지 않았고 생각하지도 못한 일, 곧 성경과 의학, 과학 전 분야를 아우르는 통합 융합 시도로 이를 현실 속에 '수소수'로 가능하다고 확언하고 단언하게 되었다.

존 칼빈은 기독교강요에서 다음과 같은 지적을 하였다.

"하나님의 놀라운 지혜를 보여주는 수많은 증거는 하늘과 땅에 셀 수 없이 많다. … 천문학이나 의학, 또는 일체의 자연 과학의 엄밀한 연구 대상으로 정해진 심원한 것들 … 이러한 학문을 다소나마 수학한 사람들이라면 그 도움으로 하나님의 지혜의 비밀을 보다 더 깊이 통찰할 수 있다."69)

성경의 가르침과 과학의 이론을 통합한 결과 필자는 출애굽기 23장 25절의 하나님께서 병을 제하신다 하시며 '양식과 물에 복을 내리신다' 하신 말씀 중 '양식'은 항산화 음식이요, '물'은 '수소수'임을 확신하게 되었다. 시라하타 교수는 물의 모든 기능은 수소라고 하였다.

필자는 이 모든 내용을 통합 융합하는 과정에서 수소 의학이 과학 전 분야만 아니라 성경의 구속사의 일반은총 핵심과도 연결되고 통합 융합됨을 깨닫게 되었다. 그 내용을 성경 구속사를 중심으로 다음 3가지 묶음으로 정리하였다.

(1) 시작: 질병 없는 세상
(수소수 연결 = 창조 시작 핵심 '수면')

하나님의 창조는 창세기 1장 2절 하나님의 영은 '수면'을 운행하신다는 내용에서 시작된다. 이는 온 우주의 창조 시작과 관련된다. 주석들은 이를 상징적 의미를 담은 내용으로 이해하고 성령님께서 우주를, 생명을 조성하시는 과정을 나타낸다고 해설한다. 필자는 기존의 해석에 더해서 여기 '수면'을 물리적이고 실제적인 '수소'라고 단언한다. 그 근거들은 다음과 같다.

---

69) 존 칼빈, [기독교강요 1권] 5. 2

① 초과학 연결: 정보 생명 에너지와 연결
   (필자 저서 : [삼위일체 본질 실재론 대통일장 2권] 참조 바람)

창세기 1장 2절 '하나님의 영은 수면을 운행하시니라'는 말씀에 대해 필자는 '수소'가 우주 만물의 궁극적 본질 곧 초과학의 '정보, 생명, 에너지'와 연결되어 있다고 본다. (요일5:8, 한글 KJV) '수소'는 우주 빅뱅 이후 처음 생성된 물질이며, 우주의 첫째 물질이다. 그렇기에 모든 물질들의 본질이라 해도 과언이 아니다. 당연히 '수소', '수소수'는 초과학의 핵심 '정보, 생명, 에너지'의 속성을 담고 있고 뚜렷하게 연결된다.[70] 하나님 창조 일반계시 과학의 세계이다.

② 우주물리학 연결
   (필자 저서 : [21세기 우주물리학과 하나님 창조의 세계] 참조 바람)

빅뱅 직후 우주는 75%의 수소와 25% 정도의 헬륨으로 구성되었으며, 헬륨조차도 수소에서 나왔다. 사실상 수소가 모든 것의

---

[70] 필자 주 : 초과학이란 현재 과학 기술이나 과학 연구의 한계를 뛰어넘는 분야로 우주 만물의 본질을 다룬다. 필자는 초과학의 핵심 3가지를 '정보, 생명, 에너지'라 주장한다. 사실 정보 생명 에너지는 세계 최고의 과학자들이 우주의 본질이라고 주장한 핵심 실체이다. 이 중 '정보'는 1922년 노벨 물리학상 수상자 닐스 보어(Niels Bohr, 1885-1962, 덴마크)가 우주 만물의 본질이라 하였다. '생명'은 1933년 노벨 물리학상 수상자 에르빈 슈뢰딩거(Erwin Schrödinger, 1887-1961, 오스트리아)가 우주 만물의 본질이라 하였다. '에너지'는 1921년 노벨 물리학상 수상자인 알버트 아인슈타인(Albert Einstein, 1879-1955, 미국)이 우주 만물의 본질이라 하였다. 이들 과학자는 이를 개별적으로 주장하였으나 필자는 이를 세계 최초로 통합 융합하여 '삼위일체 본질 실재론 대통일장'이란 이름으로 우주 만물의 3대 본질로 밝힌 것이다. '정보, 생명, 에너지'는 요일5:8의 '땅의 삼위일체' '영과 물과 피'의 과학적 용어이다.

본질이다. 특별히 '수면'은 히브리어 원문을 직역하면 '물의 얼굴'이다. '얼굴'은 대표성을 의미한다. 이는 태초 온 우주가 수소로 되어 있다는 것과 뚜렷하게 연결된다.

이를 토대로 필자는 성경 창세기 1장 2절 '하나님의 영이 수면 위에 운행하심'과 우주물리학의 '수소'로 만물이 생성되었다는 이론을 통합 융합하였다. 수소는 원소 주기율표 1번으로 모든 원소의 시작이요, 모든 분자들을 구성하는 핵심이다. 모두 하나님의 창조 일반계시의 세계이다.

③ 양자역학 연결

(필자 저서 : [21세기 양자역학과 예수님의 세계] 참조 바람)

과학자들은 우주는 고요한 물 표면에 미세한 잔물결이 일어나는 것처럼 '양자 요동' 즉 진동 파동에 의해서 오늘날 우리가 보는 은하별 행성 등이 생겨났다고 말한다.

이 또한 성경 창세기 1장 2절, 성령님께서 기운으로 수면을 운행하심과 비교된다. 그러므로 창세기 1장 2절의 '하나님의 영이 수면을 운행하심'은 과학적 용어로 하면 양자 요동으로 표현할 수 있고 수소 의학 표현으로 하면 수소의 활성적 촉매 작용으로 연결할 수 있다.

수소수의 수소가 어떻게 질병을 치료하느냐? 바로 촉매 활성적 촉매 작용 때문이다. 양자요동으로 별과 은하가 생겨난다고 하는데 본질상 동일한 수소수의 촉매 작용이 어찌 병을 치료하지 못하겠는가?

이처럼 과학과 수소 의학, 성경은 너무나도 뚜렷하게 연결된다. 그리고 필자는 세상 누구도 한 적 없는 통합 융합 시도를 통해 이처럼 더 깊은 진리, 더 확실한 이해, 더 분명한 깨달음에 이르게 되었다.

(2) 과정: 질병을 치료하는 역사 - 전 성경 12번 물로 치료

타락 이후 구원과 치료의 내용 역시 과학과 수소 의학과 연결된다. 다음과 같다.

① 열역학 연결
(필자 저서 : [21세기 열역학과 성령님의 세계] 참조 바람)

인간의 죄는 무질서, 즉 엔트로피를 우주에 가져왔다. 이는 열역학 제2 법칙(엔트로피 증가의 법칙)과 연결된다.
처음 창조 때 있었던 '물', 즉 '수소'는 이러한 죄와 엔트로피 문제를 해결하는 열쇠이다. 이는 에너지 보존 법칙(열역학 제1 법칙), 그리고 엔트로피와 반대되는 '신트로피 법칙'과도 연결된다. 엔트로피 법칙은 한 번 사용된 에너지는 무질서를 일으켜 만물을 산화시키고 낡아지게 하고 죽게 하는 법칙이다. 활성산소가 2% 산소가 무질서를 일으켜 산화와 질병을 일으키는 것도 같은 의미이다.

② 의학 연결

죄로 초래된 타락, 오염, 그리고 질병, 고통 죽음의 문제를 성경은 주로 무엇으로 해결하는가? 물론 하나님 말씀, 예수님 십자가 생명, 성령님의 능력의 역사가 핵심이다.
그런데 성경은 질병과 고통을 회복시키는 치유에서 그 무엇보다

'물'을 강조한다. 그래서 전 성경을 통틀어 12번이나 물로 치료한 다고 말씀하고 있다. 필자는 이처럼 죄로 초래된 인간의 문제를 해결하는 열쇠가 바로 처음 창조의 재료인 '수소'라 확신한다. 단언하거니와 성경의 12번이나 나오는 '물'로 치료는 수소, 수소수와 직결된다.71)

출애굽기 23장 25절은 "네 하나님 여호와를 섬기라 그리하면 여호와가 너희의 양식과 물에 복을 내리고 너희 중에서 병을 제하리니"라고 기록한다. 여기서 '병을 제하는 것'은 앞서도 누누이 반복 강조하였거니와 아예 병이 끝나버리고 떠나버린다는 의미를 포함한다. 이러한 일이 가능하려면 질병의 원인이 제거되어야 한다. 이를 가능하게 하는 가장 좋은 비책은 산화 스트레스를 제거하는 최고의 항산화제 바로 '수소', '수소수'이다.

물로 병을 제거한다는 성경의 이 말씀은 구속사적으로도 진리이며 열역학적으로도, 의학적으로도 진리이다. 통합 융합을 통해 모든 의문에 대한 더욱 확실한 대책을 얻을 수 있다.

말라기 4장 2절을 보면 '공의로운 해가 떠올라 치료하는 광선을 발한다'라는 표현이 나온다. 태양에서 치료 광선이 나온다는 말이다. 여기서 '치료 광선' 현대적 용어로 '원적외선'이다. 그 출처 또한 수소이다. 태양은 75%가 수소이고 나머지 대부분은 헬륨인데 헬륨 또한 수소 핵융합의 결과물이기 때문이다.

---

71) 필자 저서 : [암 정복 수소 의학 에센스] 103-120쪽 참조 바람

③ 양자역학 연결

성경의 물 치료는 양자역학의 핵심인 '요동'과 관련된다. 요한복음 5장 2-4절에는 치료의 못인 베데스다 못이 나오는데 여기서는 물이 움직일 때 즉 요동할 때 들어가면 어떤 병이든 치료된다고 하였다. 창조 때 '수면의 운행'의 의미와 마찬가지로 이 또한 양자역학 파동과 연결된다. 이는 다른 한편으로 수소, 수소수의 촉매 작용에 따른 치료와도 연결된다.

타락 이전 창조 장면만 아니라 타락 이후 구원 과정에 포함되는 치료의 과정 또한 다 과학과 의학과 통합 융합하였다. 필자는 세상 누구도 하지 않은 이 같은 연구를 통해 성경의 확실성, 수소 의학의 확실성, 그리고 전인구원 전인치유 질병 없는 삶을 실제 누릴 수 있음 또한 더욱 소리 높여 외칠 수 있었다. 하나님의 일반계시 창조 세계의 원리이기 때문이다.

(3) 완성: 질병 없는 삶 완성 - 생명수 강(수소수)으로 창조 회복

최후 재림 때는 모든 것이 완성되고 회복된다. 하나님의 구원은 영적인 구원만 아니라 육체적인 구원을 반드시 포함한다. 죄로부터의 구원뿐만 아니라 육체까지 완전히 구원되고 회복되어야 한다. 또한 부패한 우주 만물도 회복된다.

이를 다루는 가장 중요한 말씀이 계시록 22장 1-2절 생명수 강으로 모든 만물이 회복되고 치료된다는 내용이다. 이 또한 과학 그리고 수소 의학과 연결된다.

① 열역학 연결

계시록 22장 '생명수 강'은 죄로 인한 엔트로피를 끝내고 창조 때 질서를 회복한다. 창조 때 하나님의 영이 수면을 운행함으로 우주 만물의 생성이 시작된다. 주석가들은 '생명수 강'을 성령님과 연결시킨다. 모든 것을 창조하시고 회복시키시는 전능하신 하나님의 영이신 성령님으로 만물이 회복된다는 것이다. 이는 에너지를 다루는 열역학, 엔트로피를 돌이키는 신트로피와도 연결된다. 엔트로피는 죄로 인한 무질서의 세계이며 신트로피는 하나님의 창조 질서의 세계이다. 72)

② 의학 연결

'생명수 강'은 생명 나무가 열매를 맺게 하고 그 잎사귀가 만국을 치료한다고 기록되어 있다. 이는 영적으로는 성령님의 역사를 의미한다. 하지만 이는 동시에 우주 만물을 회복하고 치료하는 '수소수'의 역할을 의미한다. 계시록 22장 2절의 '만국'은 모든 사람뿐만 아니라 동식물을 포함한 모든 생명과 우주 전체를 의미한다. '생명수'로, '생명수 강가의 나무 잎사귀'로 치료하고 회복한다는 것은 의학적으로 수소의 항산화 효과와 연결된다.

그날이 이르면 출애굽기 23장 25절의 '물과 음식에 복을 내려 병을 제거하신다'라는 말씀, 즉 질병을 아예 끝내버리고 떠나게 해버린다고 하신 말씀이 실제 우리 앞에 펼쳐지게 된다. 할렐루야!

---

72) 전 한동대 총장 김영길 박사 [신트로피 드라마] 중

③ 초과학 연결: 정보 생명 에너지 연결

앞서 다루었듯 '수소'는 그 자체가 우주 만물의 본질적 재료이다. 이는 우주 만물의 궁극적 본질 곧 초과학의 '정보, 생명, 에너지'와 연결되어 있다. 처음 창조 때 하나님의 영 성령님께서 수면을 운행하심으로 창조가 시작되고 완성되었는데 종말 재림 때도 '물' 즉 성령님 자신을 상징하는 생명수 강을 통해 모든 것이 회복되고 완성된다. 너무나도 놀라운 일치가 아닐 수 없다.

필자는 과거 일본 학자들, 최근 타일러 르바론 박사를 위시하여 여러 수소수 연구자들의 연구를 섭렵하고 수용한다. 그뿐 아니라 수소 연구 자체를 과학 우주물리학, 양자역학, 열역학, 초과학과 연결하고 이를 또한 성경과 통합 융합하였다. 이로써 세계 최초로 수소 의학의 통일장을 구축하였다. 그렇다! '물에 복을 내려 병을 제한다'라는 출애굽기 23장 25절 말씀은 의심할 나위 없이 수소수이다. 이 같은 확신을 가지고 온 힘을 다해 초능력 수소수의 놀라운 효능을 알리고자 한다. 질병 없는 삶의 문으로 사람들을 초대하고 강권하고자 한다.

마지막으로 본 내용이 이해하는 데 어려움이 있지만 수소 의학 전문가들이 이를 참고하여 수소 의학을 더욱 발전시켜주기를 바란다. 다른 한편으로 기독교 신학자들은 이를 활용하여 반드시 주님의 3대 사역 중 하나의 기둥인 '치유 사역'을 계승하는 '치유 신학'을 정립해주길 바란다. 마지막으로 교회를 맡은 목회자들은 교회마다 수소 의학 건강학교를 개설하여 전인구원 전인치유 질병없는 삶을 지도함으로 하나님께 영광 돌려드리길 바란다.

3. 필자의 수소 의학 성경적 메커니즘

1) 베데스다 못의 치유 효능
(베데스다 못의 치료는 초능력 수소수 효능과 일치함)

"2 예루살렘에 있는 양문 곁에 히브리 말로 베데스다 하는 못이 있는데 … 4 이는 천사가 가끔 못에 내려와 물을 움직이게 하는데 움직인 후에 먼저 들어가는 자는 어떤 병에 걸렸든지 낫게 됨이러라"(요5:2-4)

(1) 3절 '물의 움직임'은 양자역학의 '요동'과 일치함

요한복음 5장 3절에 나오는 '물의 움직임'이라는 표현은 헬라어로 '키네시스'라고 한다. 이는 '동요'를 의미한다. 이 단어는 신약성경 전체에서 오직 한 번만 사용된다. 그리고 4절의 '움직이게'와 '움직인'은 '타랏소'라는 단어를 사용하였으며 이는 '뒤흔들다, 동요하다, 요동하다' 등의 뜻을 가지고 있다.

요한복음 5장 2-4절의 '움직임'과 '요동'이라는 표현, 활성수소의 '활성', 현대 물리학 양자역학에서 말하는 '요동'의 특징, 이상 3가지는 놀랍게 일치한다. 양자역학에서는 모든 물질이 끊임없이 요동하며 에너지를 주고받는다고 설명한다. 베데스다 못의 물이 특별한 치유력을 발휘하기 위해 '움직임'을 보인다는 것은 단순히 물이 흔들리는 것을 넘어선 어떤 에너지적인 변화, 즉 활성과 양자적인 요동이 일어났다는 의미이다.

(2) 4절 '먼저 들어간 자가 낫게 됨'은 수소수를 즉시 마셔야 효과를 보는 것과 일치함

요한복음 5장 4절에는 "움직인 후에 먼저 들어가는 자는 어떤 병에 걸렸든지 낫게 됨이러라"라고 기록되어 있다. 이는 수소수의 특징과 정확히 일치한다. 수소수는 물속에 녹아 있는 수소 기체가 시간이 지나면서 공기 중으로 쉽게 날아가 버리기 때문에 만들어진 직후에 바로 마셔야 가장 큰 효과를 얻을 수 있다. 이처럼 베데스다 못의 물이 특별한 치유력은 수소수 특징과 정확하게 일치한다.

(3) 4절 '어떤 병이든지 나음'은 수소수의 모든 질병에 대한 치료 예방 효능과 일치함

4절의 "어떤 병에 걸렸든지 낫게 됨이러라"는 구절은 수소수가 가진 광범위한 질병 예방 및 치료 효과와 맞아떨어진다. 수소수는 강력한 항산화 작용을 통해 체내의 유해한 활성산소를 제거하고 이로 인해 염증, 노화, 각종 만성질환 등 다양한 질병의 예방과 치료를 해준다. 베데스다 못의 물이 모든 종류의 병을 치료했다는 것은 이 물이 질병의 근본 원인을 해결하는 보편적 치유력을 갖고 있음을 의미하며, 이는 수소수의 치료 효능과 정확하게 일치된다. 성경에는 베데스다 못 외에도 물을 통해 질병이 치유된 여러 구절이 등장한다. 삼손이 목마를 때 바위에서 나온 물을 마시고 회복된 내용(삿15:18-19), 나아만 장군이 요단강에서 몸을 씻고 나병이 나은 내용(왕하5:10-14) 등이 그 예이다. 이 모든 치유 역사는 초능력 수소수의 역할로 본다. 일본 규슈대학교 시라하타 교수는 "물의 모든 기능은 수소"라고 말한 바 있다. 성경은 역사이고 과학적 내용과도 분명 일치된다. 그렇기에 성경의 기적적인 물 치료 사건들은 수소수의 치료라고 확신한다. 그것이 아니라면 도대체 무엇이 치료했단 말인가?

2) 실로암 못의 치유 효능 (특별은총 일반은총 통합 건강법)

"1 예수께서 길을 가실 때에 날 때부터 맹인 된 사람을 보신지라 … 6 이 말씀을 하시고 땅에 침을 뱉어 진흙을 이겨 그의 눈에 바르시고 7 이르시되 실로암 못에 가서 씻으라 하시니 (실로암은 번역하면 보냄을 받았다는 뜻이라) 이에 가서 씻고 밝은 눈으로 왔더라"(요9:1, 6-7)

(1) 특별은총 맹인 치료는 3가지 내용 연결

① '예수님 만남' : 예수님 만남으로 맹인이 치료받는다. 맹인이 예수님을 만나서 치유된 것은 예수님이 모든 병을 고치시는 진정한 의원임을 보여준다. 예수님과의 만남 자체가 치유의 시작이었다.

② '말씀하심' : 예수님이 맹인에게 실로암 못에 가서 씻으라고 말씀하심으로 치료받는다. 이는 예수님 말씀 자체에 치유의 능력이 있음을 의미한다. 여기서 '말씀'은 단순한 음성이 아니라 만물을 창조한 본질적인 '정보'의 능력으로 해석할 수 있다. 1922년 노벨 물리학상을 받은 닐스 보어는 초과학이 정보가 만물을 창조한 본질이라고 말한다. 즉 예수님의 말씀은 창조력을 갖고 있으며 거기에 질병을 치유하는 정보가 담겨 있다는 것이다.

③ '맹인의 순종' : 맹인이 예수님의 말씀에 순종하여 실로암 못에 가서 씻은 것은 그 맹인의 믿음을 보여준다. 이 믿음과 순종이 치유의 역사를 이루는 결정적인 역할을 했다. 이는 양자역학의 이중슬릿 실험 즉 관찰자의 마음이 양자현상에 반영된다는 이론과 같은 의미이며 21세기 새로운 의학인 양자 파동 의학과 같은 성격의 사건이다.

(2) 일반은총 치료 3가지 내용 연결

① '침' : 예수님께서 침을 뱉으심으로 치유하신다. 침에는 다양한

효소와 항균 물질이 포함되어 있다. 특히 침의 아밀라제는 우리 몸의 유해한 활성산소를 없애는 능력이 있다. 이는 자연적인 물질이 가진 치유력을 보여주는 예시이다.

② '진흙': 땅에 침을 뱉어 만들어진 '진흙' 또한 중요한 역할을 한다. 맨발 걷기의 건강 효능을 연구하는 학자들은 흙에는 자유 전자가 풍부하게 있어서 우리 몸속의 활성산소를 제거하는 데 도움을 준다고 하였다.[73] 즉 이 사건은 맨발 걷기 효능과 같은 의미를 갖는다.

③ 실로암 못의 물: 실로암 못의 물 자체가 치유 능력을 가지고 있었는데 필자는 이 능력이 전적으로 수소의 특징이라고 본다. 시라하타 일본 규슈대 교수는 "물의 모든 치료 기능은 수소이다"라고 강조한다. 창세기 1장 2절에 나오는 '수면'은 수소가 천연적으로 물속에 이온화된 상태 즉 수소수였음을 의미한다. 이는 하나님이 창조 때부터 물속에 치유 능력을 담아 놓으심을 시사한다.

(3) 수소수가 실명자를 눈 뜨게 한 의학 보고서

실제 수소수로 시력이 회복된 것을 알리는 의학적 보고서들이 존재한다.

① 망막 색소 변성증의 회복: 망막 색소 변성증은 50~60세 안에 실명하게 되는 난치병으로 알려져 있다. 하지만 시라하타 교수의 저서 [힐링 워터]에 따르면, 환원수(수소수)를 음용하여 시력을 완전히 회복한 놀라운 사례가 있다. 미국 국립 위생연구소(HIH)의 국립 안 연구소에서도 환원수가 활성산소를 제거하여 시력이

---

73) 자연치유 일보 2020년 10월 26일 기사 "고무 밑창 댄 신발 신고 사는 현대인의 비극" 중 "몸 안의 활성산소는 양(+)전하를 띠고 있고 땅속에 무한히 존재하는 자유 전자는 음(-)전하를 띠고 있다는 사실의 발견입니다. 그래서 부도체인 고무 밑창을 댄 신발을 벗고 땅과 접지를 하면, 양(+)전하를 띤 활성산소들이 음(-)전하를 띤 자유전자들과 만나 순간적으로 중화되고 소멸한다는 것입니다."

회복되었을 가능성을 언급했으며, 도쿄 대학 연구실에서는 수소수가 망막 세포 내 활성산소를 제거하고 지질 과산화를 억제한다는 사실을 밝혀냈다. 건강한 사람도 수소수를 마시고 시력이 향상되었다는 보고가 많다.

② 안질환 개선 효과: 김인혁 수소 건강 연구회 회장의 저서 [수소수]에서는 수소수가 혈액 순환을 원활하게 하여 안질환 개선에 효과적이라고 말한다. 안질환의 근본적인 원인 중 하나가 활성산소인데 수소의 항산화 기능이 안질환을 개선하는 기본 원리가 된다는 것이다.

③ 땅속 자유 전자의 활성산소 제거: 박동창 맨발 걷기 운동 시민 운동본부 대표의 [맨발로 걸어라]에 따르면 맨발로 땅을 밟으면 몸속의 양전하를 띤 활성산소가 땅속의 음전하를 띤 자유 전자와 만나 즉각 중화되고 소멸된다고 한다. 이는 실로암 못의 진흙에 포함된 자유 전자가 맹인의 눈을 치유하는 데 일조했을 가능성을 뒷받침한다.

이처럼 성경 속 치유 사건은 과학적인 원리, 즉 수소수의 효능과 땅의 자유 전자의 역할로도 설명될 수 있다.

3) 활성산소와 전자, 수소수 성경적 근거 이해

현대 의학은 질병의 주원인으로 활성산소를 지목한다. 이를 해결하는 최고의 대안은 수소수이다. 여기서는 이것이 어떻게 성경적으로 연결될 수 있는지를 다루겠다.

(1) 활성산소와 수소수의 정의

활성산소는 유해 산소, 독성 산소라고도 부른다. 우리가 호흡할 때 몸속으로 들어온 산소가 전자를 하나 잃어 불안정한 상태가 된 것을 활성산소라고 한다. 반면 수소수는 물을 전기분해 하는 방식으로 수소 분자를 생성해 수소가 물속에서 이온화된 상태의 물이다.

▶ **성경적 이해**

필자는 산소가 창세기 2장 7절에서 하나님이 아담에게 생기를 불어넣으실 때 발생했다고 본다. 즉 처음에는 생명을 주는 좋은 산소였다. 그러나 활성산소는 창세기 3장에서 아담이 선악과를 따먹고 불순종하면서 발생했다고 본다. 아담의 범죄로 인해 생명에 해를 끼치는 요소가 생겨났다는 것이다.

수소수는 창세기 1장 2절에 나오는 '수면'에 이미 수소가 천연적으로 물속에 이온화된 상태로 창조되었다고 본다. 하나님은 처음부터 물속에 치유의 능력을 담아 놓으셨다는 것이다.

(2) 활성산소 발생 원인

활성산소는 외부적인 요인(환경 오염)과 내부적인 요인(몸속 신진대사 중 발생)으로 인해 생긴다. 또한 개인적으로는 스트레스, 과식, 고강도 운동, 음주, 흡연, 과체중 등 잘못된 생활 습관으로 인해 많이 발생한다.

▶ **성경적 이해**

창세기 1장과 2장 때의 산소는 좋은 산소였다. 그러나 창세기 3장 아담의 범죄 사건 이후 죄로 인해 세상에 초래된 외부적인 나쁜 환경(환경 오염 등)과 내부적인 대사 활동의 이상, 그리고 개인적으로 잘못된 습관들이 생겨나면서 활성산소가 발생하게 되었다고 본다.

(3) 활성산소의 나쁜 작용과 수소수의 좋은 작용

활성산소는 우리 몸속에서 세포 구조를 손상시키고 노화와 염증 등을 초래하여 각종 질병을 일으킨다. 반면 수소수는 활성산소를 제거하는 강력한 항산화 작용을 하여 우리 몸을 환원시키고 각종 질병을 예방하고 치료하는 역할을 한다.

▶ 성경적 이해

필자는 창세기 3장 아담의 범죄 이후, 우리 몸속에서는 죄의 대가로 산소가 활성산소가 되어 각종 질병과 고통, 그리고 죽음까지 초래하게 되었다고 본다. 그러나 하나님은 그와 동시에 해독제도 미리 준비해 놓으셨다. 요한복음 5장 2-4절의 베데스다 못과 요한복음 9장 1-7절의 실로암 못처럼 하나님께서는 활성산소를 제거하도록 치료의 물로 수소수를 주신 것이라 본다. 이는 인간의 타락 이후에도 하나님의 은혜가 계속되고 있음을 보여준다.

(4) 활성산소가 현대인의 질병 90%를 일으킴

존스 홉킨스 의과대학에서는 활성산소가 질병의 90%를 일으키며, 나머지 10%는 바이러스와 세균도 강한 자극을 준다고 밝혔다. 이는 결국 활성산소가 거의 모든 질병의 원인이 된다는 것을 의미한다. 특히 암, 각종 심장 관련 질환, 뇌 관련 질환을 일으키고 결국 사망에 이르게 한다.

▶ 성경적 이해

창세기 3장 아담의 범죄 이후 악성 활성산소가 생겨났고 죄의 결과로 외부적인 환경 파괴와 공해, 건강을 해치는 잘못된 생활 습관 등에 의해 악성 활성산소가 급증하게 된 것이다. 그로 인해 온갖 질병과 고통이 더해지고 있다. 활성산소가 현대인의 질병 대부분의 원인이 된다는 것은 죄가 이 세상에 들어오면서 완벽했던 창조 질서가 깨지고 그 결과로 질병과 고통이 찾아왔다는 성경적 가르침과 너무나 잘 연결된다.

(5) 활성산소 질병 피해 대책인 항산화제들

몸속 활성산소를 없애는 것이 중요하다. 활성산소를 없애는 물질로는 우리가 태어날 때부터 소유한 항산화 효소, 음식을 통해 얻는 항산화 식품, 그리고 초능력 수소수가 있다. 항산화 효소는 20대 이후에는 생산이 줄어들어 활성산소를 막기 어려워진다. 항산화 식품은 도움을 주지만 결정적인 역할은 하지 못하며 부작용도 초래한다. 유일하게 수소수는 어떤 부작용도 없이 강력한 항산화 작용을 해주는 활성산소 제거의 가장 효과적인 대책이 된다.

▶ 성경적 이해

창세기 3장 이후 죄로 인해 생겨난 활성산소의 제거는 이미 창세기 1장과 2장에서 하나님께서 창조하신 수소수가 현재로서는 최상의 대책이 된다. 하루 2~3리터의 수소수를 마시는 것이 좋다. 또한 믿음의 삶을 통해 스트레스를 제거하는 것도 중요한 대안이 된다. 인류의 수명이 아담 이후 초기에는 950세 전후였으나 점차 짧아져 이 시대에는 80세 전후로 짧아진 것은 창세기 3장 이후 인간의 범죄가 더욱 많아졌고 죄의 결과로 인체 건강도 더욱 악화되었기 때문이라고 본다. 역설적으로 이는 죄를 멀리하고 거룩한 삶을 사는 것이 건강을 지키는 데도 중요하다는 것이다.

지금까지의 내용을 다시금 생각해 보라! 수소 의학은 결코 뜬구름 잡는 이야기가 아니다. 수소 의학은 확실한 과학적, 의학적 메커니즘에 기초를 두고 있고 성경의 내용과도 확실하게 연결된다. 이 같은 연결성은 우연의 일치가 아니다.

베데스다 못의 치유 기적을 떠올려보라. 물의 '요동'은 양자역학의 '요동'과 맥을 같이한다. '먼저 들어간 자'가 낫는 것은 전기분해 수소수가 생성되었을 때 즉각 음용하는 것이 치료 효과를 극대화 하는 것과 일치한다. 또한 '물이 움직일 때 먼저 들어간 자는 어떤 병이든지 낫는다'라는 내용은 수소수의 광범위한 항산화 효능과 정확히 부합한다. 이는 마치 퍼즐 조각이 완벽하게 맞춰지는 것과 같다. 그렇기에 필자는 베데스다 못의 물이 강력한 수소수였다고 확신한다. 그것이 아니라면 도대체 무슨 물이란 말인가? 일본 규슈대학교 시라하타 사네타카 교수가 "물의 모든 기능은 수소"라고 단언하였던 것처럼 성경 속 모든 물 치료 사건은 수소의 역할이라고 단언할 수 있다.

필자가 매달 구독해 온 과학 월간지 [뉴턴] 2025년 1월호에서 물의 40여가지 모든 기능은 '수소'라고 하였다. 성경에 12번 나오는 물치료 내용도 모두 수소수의 기능이었다.

실로암 못에서 맹인이 눈을 뜬 사건도 마찬가지이다. 물론 이 사건은 예수님의 말씀에 대한 맹인의 순종으로 인한 결과이다. 하지만 예수님께서 말씀만 하시지 않고 침과 진흙을 이겨 그 눈에 바르시고 실로암 못에 가서 씻으라 하신 것은 일반은총의 의미로 해석할 수 있다. 이 중 침은 항균 작용을 하며 진흙은 기적적 치유의 원동력이 되는 자유 전자가 풍부하다. 실로암 못의 물에 포함된 수소는 활성산소를 제거하는 강력한 수소수 치유제로 작용한다. 실제로 수소수로 망막 색소 변성증이 회복되고 안질환이 개선되었다는 의학 보고들도 있다. 이러한 연결고리들은 성경 속 치유 사건이 단순한 기적으로만 치부될 수 없음을 역설한다.

현대 의학이 질병의 주원인으로 지목하는 활성산소, 이 유해한 물질을 제거하는 가장 효과적인 대안은 바로 수소수이다. 마치 하나님께서 인류가 범죄했을 때 속죄의 길을 열어두셨듯 죄에 따른 질병과 고통의 해결책으로 수소수를 주신 것이라 확신한다. 이 면에서 수소 의학, 수소수의 항산화 능력, 수소수 질병 치료 메커니즘은 현대 과학의 지지에 더하여 성경과도 확실한 연관을 갖는 가장 확실한 치료의 방책이라 확언한다.

특주 4 활성 수소 활성과 요동은 우주 탄생 본질임
(활성 수소 치료 메커니즘 근거 '요동')

"여호와의 소리가 광야를 진동하심이여 여호와께서 가데스 광야를 진동시키시도다" (시29:8)

1. 우주 배경 복사의 온도 변화는 요동으로 우주의 구조물이 생겼음을 뜻함74)

(필자 : 창1:3 첫째 날 하나님의 빛 창조를 물리학에서는 우주 배경 복사라 함)

"1990년 초에 우주 배경 복사의 공간적 분포를 정밀 분석한 결과 빛의 온도가 위치에 따라 10만분의 1 정도로 높게, 낮게 변환하는 것을 알아냈다. 이 온도 변화를 '요동'이라 부르는데 무시할 정도로 작지만 우리의 존재에 매우 중요한 의미를 가지고 있다. 이 온도 요동은 태초에 빛이 빠져나올 때 이미 물질의 요동이 있었다는 것을 의미한다. '요동'이 씨앗이 되어 은하단(수백개 내지 수천 개의 은하가 모인 천체) 혹은 초은하단(은하단이 여러 개 모인 천체)과 같은 거대한 구조가 만들어진 것이다. 이러한 물질의 요동이 없었다면 우주의 구조물이 생겨날 수 없었을 것이고 오늘날 우리는 존재할 수 없었을 것이다."

필자 : 활성 수소, 활성 산소의 '활성'의 의미이며 성경 '베데스다 못'의 '요동'도 같은 의미이다. 즉 우주가 요동에 의해서 생겨났고

---

74) 이명균 (서울대 천문학 교수) [우주와 인간 사이에 질문을 던지다] 16쪽.

존재하듯이 수소의 요동, 수소의 촉매 작용으로 충분히 질병 치료가 이루어진다는 것이다. 의학자들이라면 누구나 활성 산소의 활성 즉 질병을 일으키는 산소의 요동이 우리 몸에 모든 문제를 초래한다는 것을 인정한다. 그렇다면 활성산소를 제거하는 활성수소, 즉 수소수의 수소 요동도 질병을 제거하고 치료하여 질병 없는 삶을 이룬다고 보는 것은 지극히 당연하다.

2. 우주의 씨앗 양자 요동이 팽창해서 우주가 되었다는 것이 양자 우주론임[75]

"양자역학에는 양자 요동이라는 효과가 있다. 우주 탄생 이전의 궁극적인 '무'라고 불러야 할 공간에서 생각해 보자. 그러면 우주조차 존재하지 않는 '무의 세계'에 서로 미시적인 시공이 생성하거나 소멸한다고 생각할 수 있다.

이 생성 소멸 가운데서 우연히 우주의 씨앗이 생기고 그 씨앗이 급팽창하여서 현재 우주가 되었다고 생각할 수 있다. 즉 양자요동이 있기 때문에 우주가 존재한다는 것이다. 이처럼 무에서 우주가 만들어진다는 이론을 '양자 우주론'이라 하며 20세기가 끝날 무렵부터 연구가 시작되었다."

필자 : 양자우주론은 현대 과학 기술로 직접적 관측 내지 실험적 증명이 어려울 뿐 우주물리학, 양자역학, 초끈이론 등의 강력한 지지를 받는다. 활성 수소의 '활성', 활성 산소의 '활성' 역시 요동을 의미한다. 요한복음 5장 2-4절 베데스다 못의 움직임, 요동 역시 같은 의미이다. 수소수의 요동, 활성, 촉매로 질병을 치료하고 질병없는 삶을 가능케하는 것 역시 분명한 과학적 근거를 갖고 있다.

---

75) 과학 월간지 [뉴턴] 2023년 8월호 47쪽.

3. 오행(五行)의 요동이 만물을 창조했다 함76)
(오행의 이합집산, 즉 요동이 물질 세계를 생성함)

"오행은 본시 물질이 아닌 ❶전 물질(前 物質)이었으며 그것은 ❷정보였다. 오행의 진동으로부터 질량과 에너지가 생기면서 시공간이 만들어졌는데 오행 결합으로 미립자보다 더욱 작은 물질의 씨앗들이 세상을 채우게 되고 그것들이 뭉쳐 소립자들이 되었다. 소립자들이 입자를 만들고 입자들이 만나 원자가 되었으며 원자들이 결합하여 100여가지의 원소가 되었다. 원소들이 서로 화합하고 반응하여 세상 만물이 되었는데 세상 만물은 결국 그것들의 원재료인 오행 중 하나의 성격을 띠게 되는 것이다. 그래서 삼라만상은 전부 '목화토금수(木火土金水)'의 다섯 가지 중 하나이게 되었다. 이것이 물질이나 현상으로 나타나게 된 순서는 금(金) ➜ 수(水) ➜ 목(木) ➜ 화(火) ➜ 토(土)이다. 설명론적인 입장에서 설명할 때는 목화토금수 순서로 말하는 것이 일반적이다."

필자 : 동양철학의 오행은 '목화토금수(木火土金水)'는 모두 성경에 근거를 둔다. 동양철학의 핵심은 '기(氣)'인데 성경에 200여 곳에서 '기'를 언급했고 중국어 성경에는 365회나 언급되었다. '동양의 기, 서양 양자역학의 요동, 초끈이론의 초끈의 진동, 수소수의 활성 등은 모두 그 근원이 같은 곳에서 출발했다. 궁극적으로 성경의 하나님의 진동의 역사, 삼위일체 하나님의 정보, 생명 에너지의 역사에서 비롯된다. 수소수의 진동, 즉 요동, 활성이 치료 효능을 갖고 있으며 실제적 치료를 이루어 질병없는 삶을 살게 하는 것은 오행으로 실제 눈으로 드러난 만물이 창조되었다 말하는 동양 철학, 양자요동, 진동으로 우주가 조성되었다 말하는 과학의 주장과 같은 맥락이다.

---

76) 이경숙(베스트셀러 작가), [기의 여행], 220-221쪽

4. 양자역학의 최종 이론이라고 할 수 있는 초끈 이론도 에너지의 요동 이론임[77]

초끈이론 핵심					
에너지 ⇒	진동 ⇒	파동 ⇒	주파수 ⇒	5끈 ⇒	물질
	요동의 상태임 양자역학				

"누가 그것의 도량법을 정하였는지, 누가 그 줄을 그것의 위에 띄웠는지 네가 아느냐"(욥38:5)

과학자들이 우주 만물의 상호 작용을 통합할 수 있는 소위 꿈의 이론으로 제시하는 것이 '초끈이론'이다. 초끈 이론은 모든 물질과 힘의 근본이 어떤 입자가 아니라 진동하는 작은 끈이라고 생각하는 것이다. 즉 진동하는 작은 끈이 만물의 근본이며 이는 '끈'이라 표현할 뿐 실체는 진동이라는 것이다.

이 또한 같은 말이다. 온 우주 전체, 그 안에 속한 모든 존재하는 것들, 온 우주에 나타나는 현상들 밑바닥을 들여다보면 진동이 있다. 그 진동이 이 우주를 존재하게 하고 우리가 속해 있고 살아가는 현실을 조성하고 있다는 것이다.

필자 : 초끈 이론도 그 배경에는 초끈 이전의 진동, 파동, 주파수가 있다. 이러한 진동, 파동, 주파수가 끈이 되고 그 끈들이 모여 물질 세계를 형성했다는 것이다. 수소수의 진동, 즉 요동, 활성이 치료 효능을 갖고 있으며 실제적 치료를 이루어 질병없는 삶을 살게 하는 것도 마찬가지이다.

---

77) 필자 주: 존 헨리 슈워츠 (John Henry Schwarz, 1941년 ~, 미국, 캘리포니아 공과대학 이론 물리학 교수), 마이클 그린 (Michael Boris Green, 1946년 ~, 영국, 케임브리지대학 이론물리학 교수)이 1984년 발표하였다.

5. 이상 양자역학의 '요동'과 활성수소, 활성산소의 '활성' 즉 요동은 성경이 확실하게 입증해 줌

① 영원하신 하나님의 창조 역사 '조성'이 요동이다.

"산이 생기기 전, 땅과 세계도 주께서 **조성**하시기 전 곧 영원부터 영원까지 주는 하나님이시니이다"(시90:2)

위 본문 중 하나님께서 만물을 조성하신다 할 때 '조성'을 의미하는 히브리어 원문 표현은 '훌'이다. 이는 '산고를 겪다, 창조하다, 형성하다, 춤추다, 흔들리는 동작, 빙빙 돌다' 등의 의미가 있다. 즉 이 단어에는 요동과 진동, 활성, 촉매 등의 의미와 더불어 그로 인해 생명이 생겨나고 만물이 생성되었다는 의미가 모두 포함되어 있다.

이같은 요동, 진동으로 우주가 생성되고 만물이 생겨났다는 것이 서양의 양자우주론이요, 초끈이론이요, 동양의 음양오행이다. 수소수의 활성 수소, 촉매 역할도 마찬가지이다. 진동, 요동하는 활성 수소, 수소수의 역할로 치료와 회복을 이루어 질병 없는 삶을 살게 되는 것이다.

② 여호와의 소리가 광야를 '진동'하심도 요동이다.

"여호와의 소리가 광야를 **진동하심이여** 여호와께서 가데스 광야를 **진동시키시도다**"(시29:8)

위 본문 중 여호와의 소리가 광야를 '진동'시킨다고 할 때 '진동'은 앞선 시편 90편 2절의 '조성'과 원문이 같다. 즉 이는 '산고를 겪다, 창조하다, 형성하다, 춤추다, 빙빙 돌다' 등의 의미가 있다. 이 단어에는 하나님의 강력한 임재와 말씀의 능력으로 요동과 진동이 일어나며 그 소리, 말씀의 진동이 모든 것을 뒤흔들고 근원적인 변화를 일으킨다는 의미가 담고 있다.

이러한 요동과 진동은 우주를 생성하고 만물을 생겨나게 한 서양의 양자우주론과 초끈이론, 그리고 동양의 음양오행이 말하는 근원적인 역동성과 연결된다. 수소수의 활성 수소의 촉매 역할, 요동, 진동도 마찬가지이다. 활성 수소의 요동 진동은 활성 산소로 무너져가는 몸에 근본적인 변화를 일으킨다. 생명이 약동하게 하고 에너지가 약동하게 한다. 이로써 질병을 치료하고 질병없는 삶, 건강까지 누리게 한다.

③ 예수님 소리 진동도 요동이다.

"26 그 때에는 그 소리가 땅을 **진동**하였거니와 이제는 약속하여 이르시되 내가 또 한 번 땅만 아니라 하늘도 **진동**하리라 하셨느니라 27 이 또 한 번이라 하심은 **진동**하지 아니하는 것을 영존하게 하기 위하여 **진동**할 것들 곧 만드신 것들이 변동될 것을 나타내심이라"(히12:26-27)

위 본문 중 소리가 땅과 하늘을 '진동'시킨다고 할 때 '진동'으로 번역된 헬라어 원문 표현은 '살류오'이다. 이 단어는 '흔들다,

진동시키다, 동요하다'는 의미를 갖는다. 그 소리의 요동이 땅과 하늘을 진동시켜서 구원의 역사를 이루신다는 것이다.

이러한 예수님의 소리 진동도 앞선 구약의 내용과 같은 맥락이다. 또한 이는 서양의 양자우주론, 초끈이론, 그리고 동양의 음양오행이 말하는 우주의 근원이 되는 진동과도 연결된다.

수소수의 활성 수소가 촉매 역할을 하여 무너진 몸의 질서를 바로잡고 회복시켜 질병없는 삶을 살게 하는 것도 마찬가지이다. 이 모든 것이 가능한 것은 진동, 파동 때문이다.

④ 성령님 충만함으로 모인 곳이 진동한 것도 요동이다.

"빌기를 다하매 모인 곳이 **진동**하더니 무리가 다 성령이 충만하여 담대히 하나님의 말씀을 전하니라"(행4:31)

위 본문 중 기도를 마치자 모인 곳이 진동했다고 할 때 '진동'은 헬라어로 '살류오'이다. 이 단어는 '흔들다, 진동시키다, 동요시키다'는 의미를 갖는다. 이 단어에는 성령님의 임재로 인해 그 공간에, 그 사람들에게 요동과 진동이 있었고 그로 인해 새로운 능력과 생명의 역사가 나타났다는 의미가 포함되어 있다.

성령님 역사로 인한 요동도 앞선 내용과 같은 의미를 갖는다. 요동과 진동은 우주가 요동을 통해 창조되고 만물이 생성되는 서양의 양자우주론과 초끈이론, 그리고 동양의 음양오행이 말하는 근원적인 역동성과 연결된다.

수소수의 활성 수소가 촉매 역할을 하여 생체 내 불균형을 해소하고 병을 치료해주듯 성령님의 진동하심도 동일한 역사를 이루심을 말씀하고 있다.

⑤ 하나님의 말씀의 '활력'도 요동이다.

"하나님의 말씀은 살아 있고 **활력**이 있어 좌우에 날선 어떤 검보다도 예리하여 혼과 영과 및 관절과 골수를 찔러 쪼개기까지 하며 또 마음의 생각과 뜻을 판단하나니"(히4:12)

위 본문 중 하나님의 말씀이 '활력이 있다'고 할 때 '활력'은 헬라어로 '에네르게스'이다. 이 단어는 '활동적인, 운동하는' 등의 의미가 있다. 이 때문에 구 개역한글 성경은 이 표현을 '운동력'으로 번역하였다.

이 단어 역시 하나님의 말씀이 가진 요동과 진동, 활성, 그리고 모든 것을 변화시키는 강력한 촉매 작용의 의미가 함축되어 있다.

이러한 요동과 진동에 의한 '활력'으로 일어나는 변화는 우주 창조와 그 변화를 설명하는 서양의 양자우주론, 초끈이론, 그리고 동양의 음양오행이 말하는 근원적인 요동, 진동과도 연결된다. 또 수소수의 활성 수소가 촉매 역할을 하여 인체 내 유해한 요소를 제거하고 치유하여 질병없는 삶을 살게 하는 수소의학 핵심과도 연결된다.

이 모든 내용을 통합 융합할 수 있는 말씀이 창세기 1장 2절이다.

"땅이 혼돈하고 공허하며 흑암이 깊음 위에 있고 하나님의 영은 **수면 위에 운행**하시니라"(창1:2)

위 본문 중 창조 때 하나님의 영, 즉 성령님께서 수면을 운행하신다 할 때 '운행'은 히브리어로 '라하프'이다. 이 단어는 '진동하다, 흔들다, 맴돌다'는 의미를 갖는다. 즉 이 단어에는 수소수 치료의 요동과 진동, 활성, 촉매 등의 의미가 함축되어 있다. 더욱이 여기 '수면'은 '수소'를 의미한다. 과학자들은 빅뱅 직후 형성된 최초의 별을 '퍼스트스타'라 하는데 이들 퍼스트스타는 수소 덩어리라 해도 과언이 아니다.

이같은 요동, 진동에 의해 우주 창조 역사가 시작되었다는 것이 서양의 양자우주론이요, 초끈이론이요, 동양의 음양오행이다. 수소수의 활성 수소, 촉매 역할도 마찬가지이다. 진동, 요동하는 활성 수소, 수소수의 역할로 치료가 일어나고 회복이 일어나게 되며 질병 없는 삶을 살 수 있게 되는 것이다.

이처럼 수소 의학은 과학 양자역학, 초끈이론, 동양의 음양오행, 그리고 성경과도 통합 융합된다.

필자는 수소수의 치료 메커니즘 7가지 종합
(세계 최초로 수소 의학을 서구 물리학과 동양의 음양오행, 성경과 통합 융합하여 수소수의 치료 메커니즘을 확고하게 세움)

이상 내용을 총정리하여 다음 7가지로 종합하고자 한다.

<u>첫째, 수소수는 초능력으로 만병을 치료할 수 있다.</u>
<u>둘째, 수소 의학은 초능력인 활성(활성 수소)가 핵심 이론이다.</u>
<u>셋째, 수소수의 '활성'은 양자역학 '양자 요동'에서 입증된다.</u>

넷째, 수소수의 초능력인 '활성'은 동양의 '음양오행'의 진동, 파동으로 입증된다.
다섯째, 수소수의 초능력인 '활성'은 서구 물리학 최종 핵심 이론, 만물의 궁극적 본질 이론인 초끈이론 '에너지 진동'으로 입증된다.
여섯째, 수소수는 질병 없는 삶을 가져다 준다.
일곱째, 수소수의 수소의학은 21세기에 열린 의학의 혁명이다. 서구 의학, 한의학, 대체 의학, 파동 의학, 인산 의학, 성경의 치료, 이상 모두를 통합 융합할 것을 제안한다.

이 모든 내용이 통합 융합되고 보편화되는 날이 오기를 기대한다. 그리고 그 날이 이르게 된다면 하야시 히데미쯔가 기대한 '질병 없는 사회', 필자가 그토록 힘주어 외쳐온 '전인구원 전인치유 질병없는 삶'이 현실로 이루어지리라 확신한다.

五. 수소수 질병 치료 메커니즘 실제적 입증

수소 의학 핵심 3가지

1. 수소수의 질병 치료 학자들 주장

1) "21세기에는 대다수 사람들이 질병 없는 세상을 만들 수 있다는 확신을 가질 수 있다." (하야시 히데미쯔 수소수 연구 창시자)
2) "수소수의 효능이라면 질병 치유는 아무 것도 아니다."(사라히타 사네타카 규슈대 교수)
3) "수소수는 텔로미어 길이 감소를 억제하며 노화를 방지해준다."(이규재 연세대 교수)

2. 수소수의 성경적 근거

1) 수소 근거 = 창1:2, '수면'
2) 수소수 치료 근거 = 베데스다 못 물이 움직일 때 낫지 않는 병이 없음(요5:2-4)
3) 수소 질병 없는 삶 근거 = 물로 병을 제함(출25:23 ⓗ '쑤르' '끝나다, 떠나다 의미)

3. 활성산소 핵심

1) 활성산소가 질병의 원인 = 하야시 박사 100%, 존스 홉킨스 의과대학 90%
2) 활성산소 역할 = ①산화 ②염증 ③암과 질병 ④노화 ⑤죽음
3) 활성산소 제거 = ①항산화 효소(△) ②항산화제·항산화 식품(△) ③수소수만 완전 제거(O)

엔트로피 = ①산소 세포에서 전자강탈 ▶②마찰열 ▶③원자쓰레기 ▶④산화 ▶⑤염증 ▶⑥질병 ▶⑦죽음
수소 명칭 = ①헨리 케번디시가 1766년 발견 ▶②앙투안 라부아지에 (화학의 아버지) 1783년 '수소' 명명

흰돌 수소 의학 건강 연구소
(전인구원 전인치유 : 질병 없는 삶)

1. 성경적 근거

① 양식과 물에 복을 내려 병을 제함 (출23:25)
② 베데스다 못 모든 병을 고침 (요5:2-4)
③ 생명수 강 좌우 나무 잎사귀가 만국을 치료함 (계22:1-2)

2. 수소 의학 창시자 하야시 히데미쯔 박사가 말하는 수소 풍부수의 효과 핵심

"평소에 수소가 풍부한 물을 마시고 있다면 병에 걸릴 일은 거의 없다. 평소에 보통 물을 마시고 있는 사람은 언제든지 병에 걸릴 확률이 높다. 투병 중에 수소가 빠져나간 물을 마신다면 병이 개선되기를 기대하는 것은 힘들다. 투병 중인 사람이 수소가 풍부한 물을 마신다면 병이 빨리 개선된다." (하야시 히데미쯔 [수소 풍부수] 202쪽 중에서)

3. 수소수 연구 권위자 시라하타 사네타카 박사(규슈대 교수)가 말하는 암세포에 대한 수소수의 놀라운 작용

"암 세포는 무한대 수명을 가진 난폭한 세포이다. 수소수는 암세포 증식을 억제하여 수명이 한정된 세포로 바꾼다. 암세포의 전이 침윤 및 새로운 혈관 생성을 억제한다. 종양의 면역을 활성화한다. 백혈병 세포를 정상 세포로 분화 유도한다." (시라하타 사네타카 [힐링 워터] 110쪽 중에서)

1. 질병 치유를 가능케 하는 수소수의 3가지 효과

1) 수소수의 항산화 효과 (활성산소 중화)
(동경의대 오타 시게오 박사가 네이처 메디슨지 2007년 해당 연구 주장을 발표함)
(수소수가 우리 몸을 병들게 하는 활성산소를 제거한다는 의미)

우리 몸은 대사 과정에서 활성산소를 생성하는데 이 중 일부(하이드록실 라디칼 등 독성 활성산소)는 세포와 DNA를 손상시켜 질병과 노화, 암, 죽음의 원인이 된다.

기존의 항산화제(예: 비타민 A, C, E)의 경우 유익한 활성산소까지 제거하는 단점을 갖고 있다. 하지만 수소수는 해로운 활성산소만을 골라내어 선택적으로 제거한다. 더욱이 수소수 속의 수소분자(H_2)는 매우 작다. 그래서 우리 몸 구석구석 심지어 뇌 속까지 쉽게 들어가서 활성산소를 제거해줄 수 있다.

일본 동경의대 교수이며 일본 미토콘드리아 학회 이사장인 오타 시게오 박사는 2007년에 "수소는 독성 산소 라디칼을 선택적으로 감소시킴으로써 치료적 항산화제로 작용한다."라는 논문을 세계 최고의 의학지인 네이처메디슨지에 게재했다. 이 논문에서 오타 시게오 박사는 앞서 밝힌 대로 활성산소의 이중적 역할(유익한 역할과 유해한 역할)을 구분하고 수소가 유해한 활성산소만 선택적으로 제거한다는 이론을 체계화했다.

2) 수소수의 산화 환원 효과

(수소수는 산화환원전위 수치가 -420~-700mV(밀리 볼트)로 매우 낮음 - 건강에 매우 좋은 물질임)
(수소수가 우리 몸이 녹스는 것(산화)을 막아주고 염증이나 질병에 맞서도록 강하게 해 준다는 의미)

첫째, 산화 환원 전위는 우리 몸의 건강 지표이다.

우리 몸의 건강 지표로서 '산화 환원 전위 (ORP[78])'라는 것이 있다. 마이너스(-)와 플러스(+)에 수치를 더하는데 마이너스(-) 수치가 높을수록 전자를 받아 환원되는 경향이 강해 좋고 플러스(+)는 산화되는 정도가 높으므로 좋지 않다.

산화의 경우 활성산소로 인해 우리 몸이 질병에 걸리거나 노화되는 상태를 의미하며, 주로 플러스(+) 수치로 나타난다.

환원은 활성 수소로 인해 우리 몸의 면역력이 강화되고 건강해지는 상태를 의미하며, 주로 마이너스(-) 수치로 나타난다.

수소수는 -420 ~ -700mV로 또는 그 이상으로 건강을 위해 경이적 효능을 지닌 매우 좋은 물질이다.

둘째, 수소수의 산화 환원 전위는 다른 물질과 비교할 때 탁월하다.

수소수의 산화 환원 전위 수치가 얼마나 건강에 유익한지는 다른 다양한 물질의 ORP 수치와 비교할 때 더욱 뚜렷해진다. 그 실례를 몇 가지 소개한다.

①수돗물: +300~700mV ②맥주: +334mV ③우유: +228mV
④커피: +220mV ⑤해양 심층수: +200mV ⑥먹는 샘물: +310mV
⑦일반 비: +800mV ⑧산성비: +815mV ⑨산소: +820mV (가장 높음)

---

78) 필자 주: 영어 표기는 'Oxidation-Reduction Potentia, 옥시데이션 리덕션 포텐셜'이며 한글로 직역하면 '산화 감소 가능성'이다.

반면, 세계적으로 기적의 물이라고 알려진 물들은 -30 ~ -100mV 를 나타내고 옥수수(-101mV), 감자(-172mV), 오이 (-110mV)와 같은 신선한 식품들도 마이너스 ORP를 가진다. 하지만 수소수의 -420~-600mV 수치는 이들 몸에 좋은 물이나 식품들과 비교할 때도 탁월하다.

셋째, 죽염도 환원력이 매우 높다.

물과 더불어 우리가 반드시 섭취해야 하는 소금 중 가장 좋은 소금인 죽염도 산화 환원 전위 수치가 낮다. 즉 환원력이 높다는 것이다.

통상적으로 시중에서 가장 많이 팔리는 정제염의 경우 +400 ~ +500mV로 건강에 매우 좋지 않으며 천일염도 +150 ~ +200mV에 달한다. 하지만 죽염은 1회 죽염은 +30mV, 3회 죽염은 -100~-150mV, 9회 죽염은 -420mV, 9회 자죽염은 -500mV에 달한다. 9회 죽염도 ppb 수치로는 1200까지 나온다.[79] 이 때문에 수소수와 죽염은 21세기 건강의 핵심 요소로 주목받고 있다.

하지만 죽염은 많은 양을 한 번에 먹을 수가 없다. 비용도 만만치 않다. 이 같은 단점에 비해 수소수는 필터 교환 주기를 감안하면 하루 3리터를 음용해도 몇백 원(2025년 4월 현재 기준, 대략 500원) 남짓 비용이 든다. 그래서 필자는 수소수가 최고의 건강 대안이라 확언하는 것이다.

---

79) 소금과 죽염의 ORP 수치 (인산가 ORP 수치 실험 측정 내용)

3) 세포 신호 전달 조절을 통한 염증 및 면역 반응 개선 효과
(수소수가 우리 몸의 염증은 줄이고 면역력은 튼튼하게 해준다는 의미)
(세포 신호 전달은 세포 내 정보 전달로 충격적 이론임 – '정보는 1922년 노벨물리학상을 받은 닐스 보어가 만물의 본질이라 하였음)

수소 분자는 단순히 활성산소를 없애는 것을 넘어 세포 내 다양한 신호 전달 경로에 영향을 주어 염증 반응을 조절하고 면역력을 높이는 데 기여한다.

쉽게 말해 우리 몸은 세균이나 바이러스가 들어오거나 다쳤을 때, '염증'을 일으킨다. 이를 관장하는 물질이 '사이토카인'이라는 면역 세포[80]이다. 이 물질은 병균이 침투했을 때 반드시 필요하지만, 과도하게 작동될 경우 우리 몸을 상하게 한다. 마치 쓰레기를 소각하기 위해 피운 불이 집 전체를 태워버리는 것과 같은 일이 벌어지는 것이다.

수소수는 우리 몸의 세포 신호 전달 (세포끼리 서로 이야기하는 방법)을 조절해서 염증이 너무 커지지 않게 돕는다. 수소는 마치 우리 몸의 소방관과 같다. 염증성 사이토카인을 줄이고 반대로 항염증성 분자 (염증을 줄이는 좋은 물질)를 늘려준다. 이렇게 몸속의 염증 물질을 잘 관리함으로 몸 건강을 지켜주고 면역력도 튼튼하게 유지되게 한다. 이처럼 수소수의 강력한 산화 환원 효과는 몸속 염증을 개선하는 데에도 매우 유용하다.

---

80) 사이토카인은 면역 세포들이 서로 소통하고, 병균이라는 침입자에 맞서 싸우는 작전을 지시하고, 상황을 조절하는 데 사용하는 핵심적인 신호 물질이다. 그런데 몸 건강이 좋지 않을 때 이 사이토카인 신호가 너무 많이 나오거나, 제때 멈추지 않는 경우가 있다. 이를 '사이토카인 폭풍'이라 한다. 이럴 경우 병균만 아니라 정상 세포와 조직까지 공격하는 문제, 즉 아군 적군 가리지 않고 인체 내에서 서로 공격하는 아비규환이 벌어지게 된다.

2. 수소수의 의학적 치료 실제적 입증

1) 수소수(수소)가 암 치료에 도움을 줌

① 수소 가스는 암세포가 자라지 못하도록 억제한다.

중국 상하이 자오퉁대학교 의대 소속 류빈(Liu Bin) 교수[81]는 "수소 가스가 대장암 세포 증식과 이동을 억제한다."[82]는 논문을 발표하였다.

② 수소수는 대장암에서 간암으로의 전이를 막아준다.

중국 타이산 병원 연구팀의 양 칭(Yang Qing) 박사는 76명의 대장암 환자에게 수소수를 마시게 하였고 그 결과를 발표하였다.[83] 해당 연구에서 양 칭 박사는 수소수가 대장암을 완화하고

---

[81] 중국 상하이 자오퉁대학교 의과대학 교수, 암 생물학 및 항산화 요법 분야 전문가이다. 수소의 항암 효과와 관련된 세포 및 동물 모델 연구에서 활발히 활동하며, 국제 학술지에서 다수의 논문을 발표하였다.

[82] 논문 원제목은 "수소 가스가 AKT/SCD1 신호 경로를 통해 대장암 세포 증식과 이동을 억제한다. (Hydrogen Gas Inhibits Colorectal Cancer Cell Proliferation and Migration via the AKT/SCD1 Signaling Pathway)"이다. 해당 논문은 2022년 '바이오메드 리서치 인터네셔널(BioMed Research International)'이란 학술지에 게재되었다.

[83] 논문 원제목은 "mFOLFOX6 화학요법으로 치료받는 대장암 환자의 간 기능에 대한 수소 풍부수의 보호 효과(Protective Effect of Hydrogen-Rich Water on Liver Function of Colorectal Cancer Patients Treated with mFOLFOX6 Chemotherapy)"이다. 해당 논문은 2017년 "분자 및 임상 종양학(Molecular and Clinical Oncology)"이란 학술지에 발표되었다.

간암으로의 전이를 막아준다는 것을 발표했다. 대장은 간과 직접 연결되어 전이 비율이 매우 높다. 하지만 수소수로 암세포 성장이 억제될 뿐 아니라 간으로의 전이까지 막아주었다는 것이다.

③ 수소수가 담관암을 호전시키고 담관섬유증 등으로부터 보호한다는 결과를 확인하였다.

'담관'은 간에서 만든 담즙을 십이지장으로 보내는 가느다란 관이다. 담관섬유증이란 담관이 막히고 염증이 생겨 암으로 가기 직전 단계를 의미한다. 해당 연구는 중국 상하이 자오퉁대학교 의과대학 소속 연구원인 리 차오(Li Chao) 박사가 확인한 바를 논문으로 발표한 것이다.[84]

해당 연구를 통해 리 차오 박사는 수소수가 간과 담관의 섬유증을 줄여주고 간과 담관을 보호하여 암으로의 발전을 막아주었다고 발표하였다.

이상은 본서를 통해 누누이 강조한 수소수의 항산화 효과, 산화환원 효과, 염증 제거 효과의 당연한 결과이다. 수소수의 항산화 효과, 질병 치료 메커니즘은 너무나도 확실하고 실제적이다.

---

84) 해당 논문은 "수소수가 티오아세타마이드로 유도된 쥐의 담관섬유증 예방 역할을 자동 조직 분류로 평가(The Preventive Role of Hydrogen-Rich Water in Thioacetamide-Induced Cholangiofibrosis in Rat Assessed by Automated Histological Classification)"란 제목으로 약리학 분야에서 세계적인 권위를 인정받는 '프론티어스 인 파마콜로지(Frontiers in Pharmacology, 약리학의 선구자들)'이란 학술지에 2021년 등재되었다.

2) 수소(수소수)가 암 환자의 삶의 질을 개선함

82명의 3기 및 4기 진행성 암 환자를 대상으로 4주 동안 수소 가스를 흡입하게 하였는데 결과적으로 피로, 불면증, 식욕 부진, 통증 등 삶의 질 지표에서 유의미한 개선을 보였다.
이 연구는 수소 가스 흡입이 진행성 암 환자의 염증 감소를 통해 삶의 질을 개선하고 암 진행 억제에도 긍정적인 영향을 미칠 수 있음을 입증하였다.[85]

3) 수소수(수소)가 뇌경색 환자[86]의 상태를 현저히 호전시킴

뇌경색 환자들을 두 그룹으로 나누어 수소 가스를 흡입한 그룹과 흡입하지 않은 대조 그룹으로 나뉘어 수소 그룹은 3% 수소 가스를 하루 두 번 1시간씩 2주 동안 흡입하게 하였다. 결과적으로 **수소 가스가 기존 약제와 비교하여 유효성이 우수하다는 결과**를 얻었다.[87]

---

[85] 해당 연구는 일본 오사카대학교 의학부 교수이며 암 보조 요법 및 염증 연구 전문가로, 아시아 암 연구 심포지엄에서 수소 요법 발표로 인정받는 아카기 준 박사(Akagi Jun)가 "의료 가스 연구(Medical Gas Research)"란 학술지에 2019년 발표한 "수소 가스 흡입이 염증 감소를 통해 암 환자의 삶의 질을 개선한다(Hydrogen Gas Inhalation Improves Quality of Life in Cancer Patients by Reducing Inflammation)"란 논문에 그 상세한 내용이 나와 있다.

[86] 필자 주 : '뇌경색'은 뇌에 혈액을 공급하는 혈관이 막혀 뇌 조직이 손상되는 질환으로, 생명에 직접적인 위협을 가할 뿐 아니라 운동장애, 언어장애, 인지장애, 치매 등 여러 가지 심각한 후유증을 남길 수 있는 무서운 질환이며 한 번 발생하면 재발 확률까지도 높다.

[87] 해당 연구는 일본 규슈대학교 의학부 교수이자 수소 요법 및 산화 스트레스

4) 수소수가 심근 경색[88]을 개선시킬 수 있음을 확인함

2주 동안 수소 가스를 마시게 하는 실험군과 마시지 않는 대조군을 나누어 실험한 결과 수소 가스를 흡입한 실험군은 심근 경색 후 심장 기능 저하가 줄어들고 염증이 억제되는 등 대조군과 비교하여 현저하게 좋은 결과들이 나왔다.[89]

5) 수소 가스가 알츠하이머병[90]까지도 현저히 개선시킴

알츠하이머병 환자에게 3% 수소 가스를 흡입시켰으며 5개월 후 환자들의 인지 기능과 행동 증상이 현저하게 개선되는 것을 확인하였다.[91]

연구의 국제적 권위자이며 "의료 가스 연구(Medical Gas Research)"란 과학지의 편집위원으로 활동하며 뇌혈관질환 분야에서 권위를 인정받는 오노 히로히사 박사(Ono Hirohisa)가 '뇌졸중 및 뇌혈관질환 저널(Journal of Stroke and Cerebrovascular Diseases)'에 2017년 발표한 "수소 가스 흡입이 급성 뇌경색 치료에 미치는 영향: 사례 보고 및 문헌 검토(Hydrogen Gas Inhalation Treatment in Acute Cerebral Infarction: A Case Report and Literature Review)란 논문에 그 상세한 내용이 나와 있다.

88) '심근 경색'은 심장 발작으로 갑작스러운 사망 또는 심각한 심장 기능 저하를 초래할 수 있는 치명적인 질환이다.

89) 해당 실험은 일본 국립순환기병 센터 연구원이며 심혈관 연구 분야 전문가로, 아시아태평양 심장학회에서 수소 기반 심장 보호 연구로 주목받는 하야시다 켄타로 박사(Hayashida Kentaro)가 2012년 '순환계 저널(Circulation Journal)'이란 학술지에 "수소 가스 흡입이 쥐 모델에서 심근 경색으로 인한 심장 기능 장애를 개선함(Inhalation of Hydrogen Gas Ameliorates Cardiac Dysfunction in a Rat Model of Myocardial Infarction)"이란 논문에 그 상세한 내용이 나와 있다.

90) 필자 주 : '알츠하이머병'이란 뇌세포가 점차 파괴되면서 기억력과 인지 기능이 서서히 악화되는 퇴행성 뇌 질환이다. 당연히 그 정도가 악화되면 혼자서는 일상생활조차 하지 못하게 된다.

91) 해당 실험은 일본 규슈대학교 의학부 교수이자 신경과 전문의로, 수소 요법

6) 수소수가 파킨슨병[92])까지 개선시킬 수 있음을 확인함

파킨슨병에 걸린 실험 대상에 수소수를 1주일간 섭취하게 한 결과 신경 보호 효과 및 뇌세포 효과를 관찰할 수 있었다. 이로써 수소수가 파킨슨병까지 개선할 수 있음을 확인하였다.[93])

7) 수소수가 당뇨병[94])을 개선함

당뇨병 환자 30명 중 절반에게 수소수를 주고 나머지 절반에게 가짜 수소수를 8주간 4컵씩 섭취하게 하였다. 그 결과 수소수를 준 그룹은 혈당 수치가 유의미하게 감소되었다. 또 LDL 콜레스테롤(나쁜 콜레스테롤) 수치가 감소하고 HDL 콜레스테롤(좋은 콜레스테롤) 수치가 증가하는 경향을 보였다. 혈중 산화 스트레스

의 신경 보호 효과 연구로 국제적 명성을 가진 오노 히로히사 박사(Ono Hirohisa)가 "알츠하이머병 저널(Journal of Alzheimer's Disease)"에 2020년 발표한 "알츠하이머병 환자에서 수소 요법의 파일럿 연구: 인지 및 행동 효과(Pilot Study of H2 Therapy in Alzheimer's Disease Patients: Cognitive and Behavioral Effects)"란 논문에 그 상세한 내용이 나와 있다.
92) 뇌의 특정 부위(흑질) 신경 세포 손상으로 몸의 움직임에 점차 이상이 생겨 떨림, 경직, 자세 불안정 등이 나타나며 시간이 지남에 따라 증상이 점차 악화되는 질병이다.
93) 해당 실험은 일본 규슈대학교 연구원이며 신경과학 및 항산화 연구 분야 전문가로, 수소 요법의 신경 보호 효과 연구로 아시아 신경과학회에서 인정받는 푸 유 박사(Fu Yu)가 '플로스 원(PLoS ONE)'이란 학술지에 2009년 발표한 "수소수가 파킨슨병 모델에서 산화 스트레스를 줄이고 뇌세포를 보호함(Hydrogen Water Reduces Oxidative Stress and Protects Brain Cells in Parkinson's Disease Model)"이란 논문에 그 상세한 내용이 나와 있다.
94) 필자 주 : 당뇨병은 한마디로 혈액 속 포도당(혈당) 수치가 비정상적으로 높아져 소변으로 포도당이 넘쳐 나오는 질환으로 신경 질환, 혈관 질환 등 다양한 합병증을 유발할 수 있는 무서운 질병이다.

지표도 유의미하게 감소했다. 이는 수소수가 강력한 항산화 효과를 발휘했음을 보여준다.

반면 수소수라 하고 가짜 수소수를 마신 그룹은 혈당, 지질 대사 지표, 산화 스트레스 지표에서 어떤 유의미한 변화가 관찰되지 않았다. 즉 플라시보 효과[95]조차 없었다는 것이다.[96]

8) 수소수가 염증성 질환을 억제함

우리 몸에 염증이 생기면 여러 가지 나쁜 물질들이 나오는데 이것을 염증성 사이토카인이라고 부른다. 염증성 사이토카인은 염증을 더욱 심하게 만들고 몸을 아프게 하는 주범이다. 추가적으로 우리 몸속에는 NFκB라는 특별한 단백질이 있는데, 이 단백질이 활성화되면 염증을 일으키는 유전자들이 마구 작동해서 염증 반응이 더 강해진다. 그런데 수소수를 염증이 있는 동물이나 세포에 주입했더니 염증을 일으키는 나쁜 물질들 감소되고 중단되는 결과가 있었다.[97]

---

[95] 필자 주 : 플라시보 효과는 약효가 없는 가짜 약이나 치료법을 사용했음에도 불구하고, 환자가 긍정적인 믿음과 기대로 인해 실제 질병이 호전되거나 증상이 완화되는 현상을 의미한다.

[96] 해당 실험은 일본 히로시마대학교 의학부 교수이며 대사질환 및 당뇨병 연구 전문가로, 국제 당뇨병 학회에서 활발히 활동하며 수소 요법의 대사 효과 연구로 명성을 얻은 카지야마 사토시 박사(Kajiyama Satoshi)가 "영양 연구(Nutrition Research)"에 2008년 발표한 "수소수가 제2형 당뇨병 환자의 혈당 조절을 개선한다: 무작위 대조군 시험(Hydrogen-Rich Water Improves Glycemic Control in Patients with Type 2 Diabetes: A Randomized Controlled Trial)"란 논문에 그 상세한 내용이 나와 있다.

[97] 해당 연구는 중국 상하이 자오퉁대학교 의과대학 교수이며 염증 및 면역 연구 전문가로, 국제 면역학회에서 수소의 항염증 효과 연구로 주목받는 쉬 저우 박사(Xu Zhou)가 "염증 매개체(Mediators of Inflammation)"란 학술지

9) 수소는 허혈-재관류 손상 문제를 해결해 줌

우리 몸의 장기들은 피를 통해 산소와 영양분을 공급받는다. 그런데 어떤 이유로든 혈액 공급이 잠시 끊겼다가(이를 '허혈'이라 한다) 다시 피가 흐르기 시작할 때(이를 '재관류'라 한다.) 문제가 발생할 수 있다. 피가 다시 흐르는 건 분명 좋은 일이지만 마치 오랫동안 물이 끊겼던 수도꼭지에서 갑자기 물이 콸콸 나오면서 녹물이 나오는 것처럼 갑자기 산소가 다시 공급되면 이 과정에서 활성산소가 폭증하게 되며 이로 인해 염증을 발생시키게 된다. 이것이 바로 허혈-재관류 손상이다. 수소 가스가 이러한 활성산소의 공격으로부터 우리 몸을 보호해주며 염증을 제거해준다.[98]

10) 수소수는 운동으로 인한 산화 스트레스 및 피로를 회복함

운동은 몸에 좋지만, 운동이 과격하거나 적정한 정도를 넘어서면 산화 스트레스가 쌓이게 된다. 수소수는 이러한 운동 후 산화 스트레스를 해결하고 피로 회복에도 도움을 준다. 일본 체육대학교 연구팀에서는 축구 선수들을 실험에 참여시키고 한 그룹은 수소수를 마시게 하고 다른 그룹은 일반 물을 마시게 했다. 참가자

에 2014년 발표한 "수소 함유 생리식염수가 염증 모델에서 염증성 사이토카인과 NFκB 활성화를 감소(Hydrogen-Rich Saline Attenuates Inflammatory Cytokines and NFκB Activation in Inflammatory Models)"란 논문에 그 상세한 내용이 나와 있다.

[98] 해당 연구는 일본 도쿄대학교 교수이며 산화 스트레스 및 수소 요법 연구의 선구자이자 국제적 명성을 가진 오사와 이쿠로 박사(Ohsawa Ikuro)가 '쇼크(Shock)'라는 학술지에 발표한 "수소 가스가 다중 장기에서 허혈-재관류 손상을 감소: 검토(Hydrogen Gas Reduces Ischemia-Reperfusion Injury in Multiple Organs: A Review)"란 논문에 그 상세한 내용이 나와 있다.

들에게 동일한 강도의 운동을 수행한 뒤 수소수 음용 후 혈액 샘플을 채취해서 측정한 결과 산화 스트레스, 항산화 능력, 피로 회복 속도 등의 면에서 수소수 그룹이 유의미한 차이를 보였음을 발견하였다.[99]

이상 모든 내용을 다시금 상기해 보라! 또 수소수가 가진 기본 능력을 연결해보라! 이러한 결과는 지극히 당연한 결과이다. 참으로 수소수는 암도 해결해주고 심장이나 폐 등 호흡기, 간을 비롯한 해독 기관, 위나 대장 소장 등 소화기관, 심지어 뇌와 신경 관련 질환에 이르기까지 거의 만병통치약이라 해도 과언이 아닐 정도의 엄청난 효능을 갖고 있다.

그런데 사실 필자는 단지 이 내용을 글로 보고 연구하는 정도가 아니다. 필자가 수소수에 흥분하는 이유, 감격하는 이유, 이처럼 열과 성을 다해 모든 것을 쏟아부어 연구하는 이유는 수소수의 효능을 필자 자신이 너무나도 뚜렷하게 온몸으로 체험했기 때문이다. 필자 주변의 가까운 지인들이 이를 체험하고 증언하고 있기 때문이다. 이제부터 그와 관련한 내용을 소개하겠다.

---

[99] 해당 연구는 일본 체육대학교 교수이며 스포츠 의학 및 항산화 연구 전문가로, 국제 스포츠 과학 학회에서 활발히 활동하는 아오키 카즈히로 박사(Aoki Kazuhiro)가 "의료 가스 연구(Medical Gas Research)"란 학술지에 2012년 발표한 "수소수가 운동으로 인한 산화 스트레스를 줄이고 운동선수의 회복을 촉진(Hydrogen-Rich Water Reduces Exercise-Induced Oxidative Stress and Enhances Recovery in Athletes)"이란 논문에 그 상세한 내용이 나와 있다.

3. 필자와 필자 주변의 실제적 수소수 치료 사례들

1) 수소수 음용 후 필자의 치료 사례

수소 의학 연구 저서 12권 중 수소 의학 핵심 저서 중 한 권인 제1권 [암 정복 수소 의학 에센스]에서 이미 필자의 수소수 음용 후 치료된 사례를 소개하였다.

제2권인 본서에 또다시 필자의 치료 사례를 기록하게 되었다. 1권 출간 후에 필자의 몸에 놀라운 치료 효과가 나타났기 때문이다. 그냥 좋아졌다고 느낀 것이 아니라 수치상으로 확실한 결과가 나왔다. 이를 말하지 않을 수가 없다.

(1) 고혈압, 당뇨, 고지혈증이 한꺼번에 완전 치료됨

고혈압, 당뇨, 고지혈증을 가리켜 3대 성인병이라고 한다. 그리고 해당 질병들은 70대 이후 완치되는 것은 불가능하다고 한다. 필자의 경우 이 3가지 중 하나의 실례로 과거 혈압약을 복용하지 않았을 경우 165-90이었다. 그런데 최근 계속적으로 약을 먹지 않아도 125-75가량을 유지했다.

필자는 75세 때 3대 성인병인 고혈압, 당뇨, 콜레스테롤(고지혈증) 3가지 모두에 약을 먹어야 한다는 병원 진단을 받았다. 혈압은 170 전후로 상당히 높았고 당뇨는 조금 높았으며 콜레스테롤 수치는 상당한 수치로 정상 범위를 넘었다. 의사는 즉시 처방을 내리고 혈압약과 콜레스테롤 약을 먹게 하였으며 필자는 정기적으로 병원에 가서 수치를 재고 5년 동안 약 처방을 받았다.

그렇게 생활하다 수소수를 음용하게 되었다. 그리고 수소수 음용을 시작한 지 7개월가량 지난 시점 어느 날 병원에서 피 검사를 실시했다.

그런데 이번 피 검사를 통해서 너무나 놀라운 결과가 나왔다. 고혈압은 물론 고지혈증(콜레스테롤) 당뇨 세 가지 모두 정상 수치가 나온 것이다. 수치를 그대로 옮기면 다음과 같다.

	검사 항목	2020년 2월 27일	2025년 6월 5일	정상 수치 기준
1	혈압	165-90	125-75	120-80
2	콜레스테롤	①총콜레스테롤 253mg/dl ②고밀도 45mg/dl ③저밀도 179mg/dl ④중성지방 204mg/dl	144mg/dl 46mg/dl 69mg/dl 92mg/dl	130-200mg/dl 45-70mg/dl 0-130mg/dl 30-150mg/dl
3	당뇨	6.2	5.8	4.0-6.0

꿈 같은 일이 현실로 나타났다. 의사도 도대체 어떻게 이런 일이 있느냐고 놀라워했다. 사실 필자의 생활에서 바뀐 것은 거의 없다. 하루의 일상, 식습관, 수면 습관, 운동 습관 등은 20년이나 지금이나 다를 바가 하나도 없다. 딱 한 가지 달라진 게 있다면 수소수이다. 그렇다면 무엇이 필자의 건강 상태를 이처럼 놀랍도록 회복시켰단

말인가? 단 하나의 변수 그것은 바로 수소수 음용이다.

(2) 챗 GPT는 필자 연령대의 3대 성인병 치료는 불가능에 가깝다 함

병원 검사 후 필자도 너무 신기하여 병원에서 검사한 수치를 토대로 필자의 나이대에 혈압이 그렇게 낮게 내려가며 성인병이 완치되는 사례가 있는지를 챗 GPT에 질문하였다. 이에 대한 챗 GPT의 답변을 그대로 옮긴다.

> "3대 성인병(고혈압, 당뇨병, 고지혈증)이 약 없이 완치되는 경우는 매우 드뭅니다. 특히 <u>**혈압 165에 이르는 79세 성인이 약 없이 125로 내려가는 극적인 사례는 거의 찾아보기 어렵습니다.**</u> 그 이유는 다음과 같습니다.
>
> 고혈압, 당뇨병, 고지혈증은 대부분 만성질환입니다. 특히 나이가 들면서 발생하는 성인병은 단순히 생활 습관만의 문제가 아니라 오랜 기간에 걸친 신체 노화와 장기 기능 저하가 복합적으로 작용합니다. 한번 시작되면 완치보다는 관리를 목표로 하는 경우가 일반적입니다.
>
> 또한 80대에는 혈관 탄력성이 감소하고 인슐린 저항성이 증가하며, 콜레스테롤 대사 능력이 떨어지는 등 자연스러운 노화 현상이 진행됩니다. 이러한 변화는 약 없이 정상 수치를 유지하기 어렵게 만듭니다.

그렇기에 해당 연령대가 되면 대부분의 사람들이 수십 년간 약물을 복용하며 혈압, 혈당, 콜레스테롤을 관리하게 됩니다. **치료는 약물 없이도 정상 수치를 지속적으로 유지하는 것을 의미하는데 해당 연령대에 이는 거의 불가능에 가깝습니다."**

수소수가 꿈 같은 치료, 불가능에 가까운 회복의 기대를 현실이 되게 했다. 아니 사실 꿈조차 꾸지 않고 포기했던 일이 현실로 나타난 것이다.

필자가 이것을 체험했기 때문에 더욱 확신을 가지고 말한다. 수소수의 치료 메커니즘은 정말로 확실하다. 단순한 이론이 아니라 여러 학자들의 임상 실험으로 입증되었고 과학적 메커니즘도 확실하며 현실 속에서 뚜렷하게 체험된다.

(3) 필자의 얼굴이 수소수로 세면 후 점점 더 젊어짐

우리나라 수소수 연구의 권위자인 연세대 이규재 교수는 2023년 중국에서 국제수소학회와 노인건강학회 공동주최로 열린 콘퍼런스에서 만난 60대 일본인이 하루에 수소수를 3리터씩 마신 후 외관상으로 뚜렷하게 드러난 놀라운 변화가 있었던 것을 소개하였다. 이규재 교수가 소개하는 기사를 수록한 고양신문의 보도를 그대로 옮긴다.

"이 교수는 2023년 중국에서 국제수소학회와 노인건강학회 공동

주최로 열린 콘퍼런스에서 만난 60대 일본인이 하루에 수소수를 3리터씩 마신 후의 놀라운 변화도 소개했다. 5년 만에 마치 30대 청년으로 회춘한 듯한 눈으로 보면서도 믿기 힘든 사진을 보여준 것.

"수소수가 최고의 기능수인 이유는 바로 항산화 효과 때문입니다. 수소는 세상에서 가장 작은 항산화 에너지입니다. 음용, 목욕, 가스흡입을 통해 우리 몸 구석구석까지 전달돼 항산화 효과를 가져다주죠. 노화와 관련된 질환의 예방과 치료에 도움을 줄 수 있을 뿐 아니라 피부 주름의 개선이나 미백효과까지 있어서 미용 분야에서도 많이 활용되고 있습니다." [100]

처음 해당 기사를 접하였을 때 필자는 그게 과연 가능할까 싶은 생각이 들기도 했다. 하지만 비슷한 일을 필자가 겪고 있다. 보통의 화장품은 아무리 값비싼 화장품이라도 얼굴 표피를 뚫고 진피 속에 있는 활성산소를 제거하기가 어렵다. 그러나 수소수는 얼굴의 표피와 진피 속까지 쉽게 뚫고 들어간다. 수소는 0.1나노미터 크기로 모든 원소, 분자들 중 가장 작기 때문이다. 그래서 진피 속의 활성산소를 쉽게 제거하고 활성산소로 인해 생긴 얼굴의 잔주름이나 피부 트러블의 원인을 제거해준다.

필자는 2024년 11월부터 수소수를 음용하였지만, 이 같은 사실을 알고 난 후 2025년 2월부터는 하루 5회 정도 얼굴을 수소수로 적셨다. 수소수가 가진 얼굴 관리 효과를 확신했기 때문이다. 최근 들어 필자의 얼굴을 보고 많은 사람들이 수소수를 음용한 이후에 젊어졌다고 말한다. 거울을 보니 결코 틀린 말이 아니었다.

---

[100] 고양신문 2024-12-30 "안전한 물을 넘어 '좋은 물'로… 치매·암 예방은 물론 노화도 늦춘다."

그리고 필자의 연구 센터 직원이 필자의 20년 전 사진과 10년 전 사진, 그리고 지금의 사진을 대조해서 보여주었다. 그대로 대조하도록 올려본다.

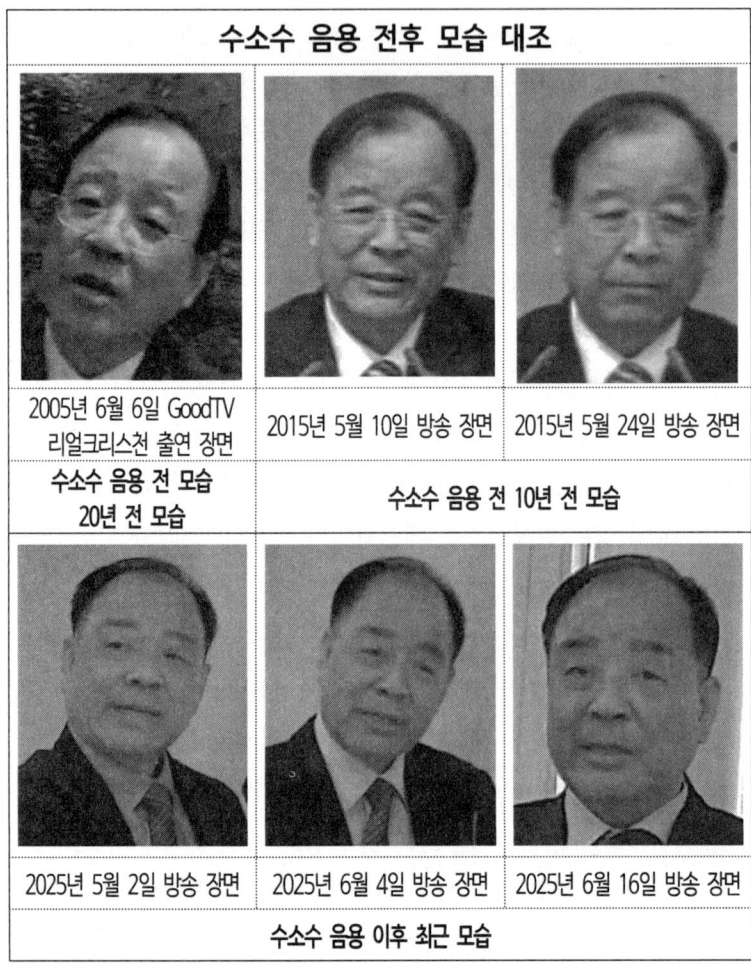

필자 스스로 볼 때도, 다른 사람이 말하는 것을 들어봐도 10년 전 사진보다 지금의 사진이 훨씬 더 젊어 보인다는 것이다. 10년

전 모습과 지금의 모습을 대조해 보면 적어도 얼굴의 잔주름이 확연히 줄었고 피부 탄력도 비교가 가능할 정도로 차이가 난다. 오히려 20년 전 모습과 비교하는게 적절해 보이기까지 하다.

이규재 교수가 소개한 수소수 회춘의 효능을 매일 필자가 보는 피부로 드러난 모습을 통해서도 필자 스스로 확인하고 있다. 다시 말해 수소수는 몸에 약한 부분 내 몸을 고통스럽게 하는 질병을 해결할 뿐만 아니라 만성질환까지도 수치 자체를 낮추어 정상화한다. 더 나아가서 건강 지표만 아니라 얼굴까지도 젊어지게 한다. 필자가 수소수가 초능력을 가지고 있다고 말하며 하나님의 창조의 비밀까지도 담고 있다고 말하는 이유는 바로 이 때문이다. 너무나도 놀라운 신비가 수소수에 담겨 있다.

수소수 연구, 수소 의학 창시자인 하야시 히데미쯔 박사도 수소수를 마시고 그동안 자기가 가지고 있던 당뇨, 고혈압, 콜레스테롤(고지혈증) 세 가지 질병을 치료받았다. 약을 먹어도 호전되는 것이 아니고 더욱 악화되었으나 수소수 음용 후 깨끗이 나았다고 하였다. 암 일보 전까지 갈 정도로 악화된 모든 몸의 증상들이 깨끗이 치료되는 것을 체험했다고 자신의 책에서 밝혔다. 그리고 이 같은 체험에 근거해서 21년 동안 진료하던 병원 문을 닫고 오직 수소수만을 전적으로 연구하게 되었다고 한다.

필자도 거의 그와 같은 길을 걷고 있다. 지금껏 필자는 40년에 걸쳐서 특별계시 성경을 연구하고 일반계시 과학을 연구했다. 20여 년 전부터는 '물 박사'로 칭하여지던 뉴욕 주립대학 의대 교수였던 주기환 박사를 통해 물을 알고 나서 물 연구를 시작으로 하여 건강과 관련한 제반 연구에 착수하였다.

이미 20년 가까운 건강 연구가 있었으나 건강에 대한 완전한 해결책은 찾지 못했다. 그러던 중 수소수를 알게 되었고 의학에서 통상적으로 불가능하다고 말하는 3대 성인병인 당뇨, 고혈압, 콜레스테롤(고지혈증)이 동시에 치료가 되는 것을 체험하였다. 그 외에도 건강상 안고 있던 10여 가지 건강 지표가 개선되고 말 그대로 회춘했다고 할 정도로 젊어지는 체험을 하였다.

본서와 더불어 지난 수소 의학 핵심 저서 첫 번째 책인 [암 정복 수소 의학 에센스]란 책에서 수소수 음용 후 치료된 사례들을 수록하고 소개하였다. **필자를 통해 수십 명의 사람이 그동안에 수소수기를 설치하고 그 효과를 실감하였고 그중 필자에게 감격하여 자신의 치료 경험을 알려온 사람만 20여 명이 넘는다. 대부분 중병이나 중요한 병들이 다 치료되었다고 알려왔다.**

필자의 3대 성인병 수치가 정상으로 돌아온 것에 대해서 챗 GPT는 필자의 나이에 그렇게 되는 것은 '극적인 사례, 거의 찾아보기 어려운 사례, 해당 연령대에서는 불가능에 가깝다'라는 표현을 사용하여 있을 수 없는 일이라고 하였다.

이를 알고 이를 체험하고 어찌 가만히 있겠는가? 예수님께서는 이웃을 네 몸처럼 사랑하라고 하셨다. (마22:37-40) 또 제자들에게는 전도만 명하신 게 아니라 병을 고쳐주라고 명령하셨다. (마10:1, 8)

필자는 수소수에 대한 깨달음으로 이 말씀을 가장 확실하게 실천할 수 있는 방법을 얻었다. 이를 알리고 전파하고 사람들을 치료하는 것은 기독교인의 사명이라 확신한다. 이 사명의 완수를 위해 주신 건강을 가지고 생명 다하기까지 수소 의학을 전파하려 한다. 그래서 질병과 무기력함으로 고통 중에 있는 이들, 연약한 이들을 세우고자 한다. 할 수 있다면 단 한 명이라도 더 만나서 그를 붙들고 이를 알리고 부르는 곳이 있다면 어디라도 가서 이를 전하려 한다. 이 일이 이웃 사랑의 실천이라는 확신이 든다.

앞서 다룬 것처럼 필자 주변에는 필자의 권면과 강권으로 수소수를 음용함으로 저마다 안고 있는 질병에서 치료받은 사례들이 있다. 이에 필자의 사례에 더하여 필자 주변에 수소수로 치료받은 사례들을 또한 소개하여 수소 의학, 수소수 질병 치료 메커니즘이 얼마나 실제적인지를 확인시켜주고자 한다.

2) 필자 주변 지인들의 수소수 음용 후 치료 사례들

(1) 50여 여성 K씨 고지혈증, 당뇨 수치, 수족 냉증 치료 사례

지인 K씨는 오랫동안 고지혈증, 당뇨 등 건강 지표가 좋지 않았다. 콜레스테롤 수치가 높아 고지혈증 약을 처방받아 복용해야 했다. 당뇨는 당화혈색소 지표가 당뇨 전 단계에 있었다. 필자의 소개로 4개월가량 수소수를 마셨으며 병원 정기 검사 시기에 피 검사를 해보니 콜레스테롤 수치가 정상이었고 당화혈색소[101]도 당뇨 전 단계에서 정상 수치에 이르게 되었다.

---

[101] 필자 주 : 당화혈색소는 당뇨병을 진단하고, 당뇨병 환자가 혈당 조절을 얼마나 잘하고 있는지를 평가하는 지표이다.

다른 한편 평상시 손발이 많이 찼다. 이러한 수족 냉증으로 손발이 저리고 관절이 뻑뻑해지기도 했는데 수소수를 음용한 이후부터 손발까지 상당히 따뜻해지는 것을 경험하게 되었다.

- **수소수의 치료 메커니즘 (챗 GPT의 설명 참조) : 고지혈증, 당뇨, 수족 냉증 등의 문제의 공통 원인은 일차적으로는 혈액 순환 장애 때문이다. 그리고 그 모든 것의 근본 원인은 만성 염증 및 산화 스트레스이다. 수소수는 탁월한 염증 제거 작용, 항산화 작용을 한다. 수소수의 이 같은 효능을 감안할 때 지인 K씨가 겪은 건강 지표 개선과 통증 완화는 지극히 당연한 결과이다. 지금껏 얼마나 오랫동안 질병으로 고통스러워했겠는가? 그리고 얼마나 오랫동안 얼마나 많은 약을 복용했겠는가? 하지만 결코 약으로 해결할 수 없었던 문제였다. 이를 수소수를 음용함으로 해결하게 된 것이다. 그러니 얼마나 수소수가 크나큰 유익을 주는 것인가? 참으로 수소수의 효능은 놀랍도록 탁월하다.**

(2) 70대 남성 L씨 풍치, 교통사고 후유증 완화 사례

2025년 1월 풍치가 생겨 치통을 견딜 수 없어서 치과에 방문하니 의사가 발치해야 된다고 진단했다. 지인 L씨는 당시 필자의 수소수 치료 효과와 관련한 강의를 통해 수소수가 염증을 제거하는 효능이 있다는 것을 듣고 염증 치료를 위해 수소수를 다량 음용하기 시작했다. 4개월이 지난 시점인 5월 중반 잇몸 염증과 통증이 가라앉고 움직이던 치아도 정상위치에 잘 고정되어 있다. 현재는 치아 건강도 양호한 상태라 한다.

아울러 L씨는 수년 전 교통사고를 겪었는데 당시 갈비뼈 3개가 골절되었고 이후로는 왼쪽 대퇴골 쪽이 교통사고 후유증으로 염증이 생겨 걸을 때마다 쑤시는 통증이 있었다. 그런데 수소수를 음용한 이후 몇 개월이 지난 시점부터 통증이 급격히 줄어들었고 걷기가 편해지게 되었다고 한다.

- **수소수의 치료 메커니즘 (챗 GPT의 설명 참조) : 풍치와 교통사고로 인한 통증은 모두 염증 반응과 깊은 관련이 있다. 수소는 염증을 유발하는 활성산소를 제거할 뿐만 아니라 염증 반응을 조절하는 특정 신호 전달 경로에 영향을 미쳐 염증 물질의 생성을 억제한다. 즉, 단순히 통증을 가리는 것이 아니라 염증의 근원을 줄여주어 치아와 잇몸의 건강을 회복시키고 충격으로 인한 만성 염증이 있었던 대퇴골 부위의 통증을 효과적으로 경감시킨 것이다. 70대 후반에 이르러 고통이 더하면 더해졌지 개선될 수 없다고 판단되는 상황에서 풍치라는 급작스러운 고통도, 수년 전 교통사고 후유증으로 앓던 고통도 놀랍도록 빠르게 해결된 것은 초능력 수소수의 효능 때문이다.**

(3) 60대 남성 K씨(전립선암 4기 환자) 전립선암 염증 수치 저하

60대 남성 K씨는 전립선암 4기이며 암이 뼈까지 전이된 상태로 매우 위험한 상황에 있다. 전립선암 염증 수치가 7,000ng/ml였던 K씨는 필자의 지인 P씨의 소개로 수소수의 효능을 전해 들었고 수소수기를 설치해 2개월간 마신 후 염증 수치가 7,000에서 1,000으로 낮아지게 되었다. 그리고 이후 1달 반이 지난 이후 다시 1,000에서 150으로 염증 수치가 낮아지게 되었다. 다른 한편으로 과거 담당 의사는 K씨의 심각한 염증 및 암세포 전이 우려로 인해 전립선 부근 림프관을 적출해야 한다고 하였는데 염증 수치가 현저히 낮아진 결과 이를 적출하지 않아도 된다고 진단하였다.

- 수소수의 치료 메커니즘 (챗 GPT의 설명 참조) : 전립선암 염증 수치는 암의 진행 정도와 염증 반응을 반영하는 지표이다. 그 수치가 7,000에 이르렀다는 것은 암의 전이를 막을 수 없다는 것, 절망적인 상황이라는 것을 의미한다. 염증 수치가 1,000으로 낮아진 것도 안전한 상황은 아니다. 하지만 다시 150으로 염증 수치가 낮아진 것은 너무나도 긍정적인 치료의 신호가 아닐 수 없다. 다른 한편으로 과거 심각한 염증 수치와 암세포 전이로 인한 림프관 적출이라는 절망스런 상황까지 면하게 되었다. 소수수는 이처럼 암 환자의 병세 관리와 병세 개선에도 큰 도움을 줄 수 있음을 확인시켜준다. 바라기는 계속되는 수소수 음용으로 그가 완치되길 소망한다. 그래서 이후 완전한 회복의 간증도 해주길 바라마지 않는다.

(4) 50대 여성 J씨 뇌하수체 이상 증상 치료 사례

필자의 지인인 50대 여성 J씨는 뇌하수체 이상으로 늘 오른쪽 눈동자가 커져 있었다. 분당차병원에서 암일 가능성이 있다는 소견까지 들었다.

필자의 지도를 받아 수소수를 5개월가량 음용한 후에 뇌혈관 CT를 찍었고 혈관 검사를 했는데 완전히 깨끗하게 나왔다는 판명을 받았다. 두통도 사라지고 눈도 회복이 되었다.

다른 한편 얼굴의 기미가 많았는데 그 또한 많이 없어졌다.

- 수소수의 치료 메커니즘 (챗 GPT의 설명 참조) : 뇌하수체 이상 증상 및 두통 문제는 염증 반응이나 혈액 순환 장애와 연관된다. 수소는 매우 작은 분자로 혈액뇌장벽(뇌를 보호하는 장벽)을 통과하여 뇌 속 깊숙이 침투할 수 있다. 이 과정에서 뇌 속의 해로운 활성산소를 제거하고 염증을 줄여주면서 뇌혈관의 건강을 회복시키고 뇌세포를 보호한다. 이러한 작용이 뇌하수체

기능 개선과 두통 완화, 그리고 눈동자 회복이라는 놀라운 결과로 이어진 것으로 판단된다. 얼굴의 기미가 옅어진 것 또한 수소수의 항산화 작용이 피부 세포의 산화 손상을 줄여 멜라닌 생성을 조절한 결과로 판단된다. 지인 J씨의 이 같은 치료 사례를 통해 수소수가 가진 놀라운 치료 효능이 다시금 확인할 수 있다. 이 때문에 필자는 수소수를 그냥 부르지 않고 '초능력 수소수'라 부르는 것이다.

(5) 70대 남성 K씨 흰 머리칼이 검어진 사례

필자의 지인인 K씨는 70대 중반의 나이로 대부분의 사람들이 그렇듯 흰 머리가 많다. 하지만 결코 염색 같은 것은 하지 않고 지냈다. 최근 거울을 보는 중 과거보다 확연하게 흰 머리카락이 줄고 검어진 것을 확인하게 되었다.

- 수소수의 치료 메커니즘 (챗 GPT의 설명 참조) : 흰머리는 머리카락 색을 결정하는 멜라닌 색소를 만드는 멜라닌 세포의 기능이 저하되거나 소실되면서 발생한다. 수소수의 강력한 항산화 및 염증 억제 효과는 전반적인 신체 건강과 세포 환경을 개선해주며 그 결과로 멜라닌 세포가 다시 활력을 얻고 멜라닌을 생성할 수 있도록 도울 수 있다. 지인 K씨의 사례는 수소수가 노화의 상징인 흰머리조차 되돌릴 수 있는 놀라운 비밀을 품고 있음을 역설해준다.

(6) 60대 남성 L씨 풀독 제거와 피로 회복 사례

60대 남성 L씨는 최근 집 주변 마당 제초 작업을 하는 중 피부에 풀독이 올라와 가려움증이 심했다. 사실상 어떤 처치도 하지 않고 단지 수소수를 가려운 곳에 바르고 잠들었는데 일어나보니 가려움증이 사라졌다고 하였다. 또 종종 제초 작업과 수리 공사를 하기도 하는데 과거와 달리 수소수를 음용한 이후 피로가 덜 한다고 하였다. 10시간 넘게 일해도 피곤이 덜하며 피로도도 빨리 회복됨을 체험하였다고 한다.

- 수소수의 치료 메커니즘 (챗 GPT의 설명 참조) : 수소수를 바르자 가려움증이 사라진 것은 수소가 피부 속 염증 반응을 빠르게 진정시키고 활성산소로 인한 세포 손상을 줄여주었기 때문이다. 또한, 피로 회복 능력 증진은 수소수가 세포 내 미토콘드리아의 기능을 개선하여 에너지를 효율적으로 생산하도록 돕는다는 연구 결과와 맥을 같이 한다. 수소수는 강도 높은 육체 활동으로 인한 활성산소 축적과 염증을 줄여주어 피로도를 낮추고 회복을 빠르게 한 것이다. 수소수는 이처럼 몸 안이든 몸 밖이든 건강의 모든 문제를 해결하는 해결사라 해도 과언이 아니다.

(7) 70대 여성 S씨 뇌 수두증 통증, 하지 정맥류 통증 완화 사례

70대 여성 S씨는 앞선 사례의 50대 여성 J씨의 모친으로 뇌 수두증[102]으로 뇌에 물(뇌척수액)이 차서 거의 항상 통증을 호소하는 상황이었다. 딸인 J씨의 권유로 수소수를 음용한 후 통증이 많이 사라지고 뇌 수두증 증상도 상당히 완화되었다.

다른 한편 다리에 하지 정맥류가 심해 통증이 심해서 걷는 것조차 불편하였는데 수소수 음용 후 다리 통증도 사라지게 되었다.

- 수소수의 치료 메커니즘 (챗 GPT의 설명 참조) : 뇌 수두증으로 인한 통증은 뇌압 상승 및 뇌 조직의 염증과 관련된다. 하지

---

[102] 필자 주 : 뇌 수두증은 뇌 안에 있는 '뇌실'이라는 공간에 뇌척수액이 비정상적으로 과도하게 축적되어 뇌압이 상승하는 상태를 말한다.

정맥류는 혈액 순환 장애로 인한 다리 정맥의 염증과 부종이 주원인이다. 수소수는 몸속의 과도한 활성산소를 제거하여 염증 반응을 억제해주며 혈관 기능을 개선하여 혈액 흐름을 원활하게 한다. 이것이 뇌척수액의 순환을 돕고 다리 정맥의 염증을 줄여 통증을 완화해준 것으로 판단된다. 수소수의 치유 능력, 건강에 끼치는 유익은 이루 헤아릴 수 없을 정도이다.

(8) 70대 남성 당뇨 환자 L씨 공복 혈당이 정상이 됨

L씨는 30년 동안 당뇨를 앓아왔으며 인슐린 분비 능력이 10%에 불과하다고 하였다. 이 때문에 매일 아침 인슐린 주사를 맞아야 했고 병원에서 조제한 혈당 강하제 3종류를 아침저녁으로 복용해야 했다. 하지만 그렇게 해도 공복혈당이 잡히지 않아서 수치가 150-200mg/dL에 이르렀으며 200mg/dL이 넘을 때도 있었다. 인슐린 분비 능력이 10%라는 것은 췌장의 중요한 기능이 대부분 손상되거나 기능하지 못하는 상태를 의미한다. 150-200mg/dL에 이르는 공복혈당은 당뇨병 기준조차도 훨씬 초과하는 고혈당 상태이다. 이 같은 상태가 장기화되면 무수한 합병증이 뒤따르게 된다. 그런데 수소수 음용 3개월 만에 공복 혈당이 98mg/dL로 내려오게 되었다고 한다.[103] 정상 수치가 된 것이다. 참으로 놀라운 일이 벌어진 것이다.

- 수소수의 치료 메커니즘 (챗 GPT의 설명 참조) : 수소수는 활성산소 제거 능력과 세포 기능 회복 능력이 있다. 당뇨병은 만성적인 산화 스트레스와 염증 때문인데 수소수의 항산화 작용과

---

103) 필자 주 : 공복 혈당 정상 수치는 100mg/dL 미만, 당뇨병 전단계는 100mg/dL ~ 125mg/dL이다.

세포 기능 회복 능력이 염증 반응을 억제하고 세포 손상 기능을 회복시켜 인슐린 분비 능력을 개선했을 것으로 본다. 이러한 수소수의 복합적인 작용이 30년간 끈질기게 붙어 있던 고혈당의 고리를 끊어낸 것이다. L씨의 공복혈당 수치 변화는 그야말로 경이로운 기적이다. 수소수의 치유 능력은 가히 한 사람의 삶을 송두리째 바꿔놓았다고 해도 과언이 아니다. 그 정도로 수소수의 치유 능력은 놀랍고 위대하다.

(9) 70대 여성 J씨 심장 혈전이 개선됨

J씨는 젊은 시절 국가 대표 배구 선수로 활동했을 정도로 매우 건강하고 활력있는 삶을 살았다. 하지만 나이가 들면서 심장이 약화되었고 이로 인한 통증으로 2025년 4월 하순에 세브란스 병원에 가서 진단을 받았다. 병원에서는 심장의 혈전 현상 즉 피가 응고되는 현상이 있어서 심장 박동이 점점 느려진다고 하였다. 그로 인하여 추가적 정밀 검사와 조치를 위해 6월 10일 병원 예약을 하였다. 그 어간에 J씨는 올해 초부터 알게 된 수소수를 더욱 열심히 마셨다. 환자 자신도 대략 40여일이 넘는 기간 동안 수소수를 마시면서 심장의 통증이 많이 개선되었음을 느꼈는데 예약한 날 세브란스 병원에 가서 추가적인 정밀 검사 결과 혈전이 해소되었고 어떤 문제도 없다고 하였으며 더 나아가 나이에 비해 심장 박동이 좋은 편이라는 진단까지 받게 되었다고 한다.

- 수소수의 치료 메커니즘 (챗 GPT의 설명 참조) : 심장 혈전은 혈액 순환 장애와 혈관 내벽의 손상 및 염증과 밀접한 관련이 있다. 수소수는 강력한 항산화 작용으로 혈관 내피세포를 손상시키는 활성산소를 제거하고 염증 반응을 억제한다. 또한 혈액

의 점도를 낮추고 혈류를 개선하여 혈액이 응고되는 것을 방지하는 데 도움을 줄 수 있다. 이러한 복합적인 작용이 심장 내 혈액 순환을 원활하게 하고, 혈관을 건강하게 회복시켜 기존의 혈전이 해소되도록 돕고 새로운 혈전 생성을 억제한 것으로 판단된다. J씨의 사례는 수소수가 혈액 순환계의 근본적인 문제를 개선하여 생명과 직결된 심장 건강을 회복시킨 놀라운 결과라 할 수 있다.

(10) 20대 여성 P씨 자궁의 물혹이 사라지고 임신이 됨

P씨는 필자의 지인의 딸이다. 2년 전에 결혼하였는데 결혼하고 임신이 되지 않아 산부인과에 가서 상담을 받으니 4센티미터가량의 물혹이 자궁에 있어서 임신이 되지 않는다고 하였다. P씨는 필자 지인인 아버지의 권유로 수소수를 음용하게 되었고 이후 1개월 후 생리가 없어서 검사를 해보니 임신이 되었다고 하였다. 또 임신 4-5개월 차에 산부인과에 가서 검사를 받으니 자궁의 물혹도 깨끗이 사라졌다고 하였다.[104]

- 수소수의 치료 메커니즘 (챗 GPT의 설명 참조) : 4cm 가량 크기의 자궁 물혹은 매우 큰 것으로 태아의 착상 환경을 악화시키게 마련이다. 그렇다면 어떻게 수소수가 P씨의 임신 문제, 물혹 문제를 해결했을까? 수소수는 강력한 항산화 작용을 한다. 그래서 몸속의 해로운 활성산소를 제거하며 자궁으로의 혈액 흐

---

104) 필자 주 : 자궁 물혹이 없어진 것을 확인한 시점에 P씨는 담당 산부인과 의사에게 자궁 물혹이 어떻게 이렇게 사라질 수 있는지를 물어보았다. 담당 의사는 태아가 먹었을 것이라 추측하였다. 하지만 챗 GPT에 물어보니 그런 일은 있을 수 없다고 하였다. 필자의 소견에는 수소수의 염증 제거 효과가 그 확실한 해답이라고 확신한다.

름을 원활하게 하여 자궁 내 환경을 건강하게 만들어주었을 것이다. 건강해진 자궁 환경은 물혹의 자연적인 퇴화를 촉진하고 배아의 원활한 착상과 임신 유지를 가능하게 한 것으로 판단된다. 수소수의 치유 능력, 건강 환경 조성 능력은 임신이라는 생명의 기적까지 이루었다. 너무나 놀라우며 그 유익이란 헤아릴 수 없을 정도이다

(11) 70대 여성 Y씨 갑상선 치료 이후 구토와 무기력증, 지럼증이 치료됨

70대 여성 Y씨는 수소수를 알기 전 갑상선 치료를 받았는데 완치는 되지 않고 그 후유증이 악화되어 음식이든 물이든 먹는 족족 토하였고 무기력증, 어지럼증에 시달려 거동조차 불편한 상황이었다. 지인의 소개로 수소수를 음용하였는데 며칠 만에 음식을 잘 흡수하였고 1주일도 채 되지 않아 무기력증, 어지럼증도 해소되었으며 1개월이 지난 현시점에서는 건강을 상당히 회복하여 자유롭게 외부 활동을 하게 되었다고 한다.

- 수소수의 치료 메커니즘 (챗 GPT의 설명 참조) : 갑상선 질환과 그 후유증은 종종 몸속의 만성적인 산화 스트레스와 염증 반응으로 인해 발생하거나 악화된다. 이로 인해 소화 기능 저하, 신경계 교란, 전신 피로감 등이 유발되어 구토, 무기력증, 어지럼증 같은 심각한 증상으로 이어질 수 있다. 수소수의 강력한 항산화 작용은 소화기관의 기능을 정상화하여 구토 증상을 완화하고 신경계의 균형을 되찾아 어지럼증을 해소하며, 전반적인 세포 에너지 대사를 촉진하여 무기력증을 개선하는 데 기여하게 된다. 이로써 무기력함에서 벗어나 자유로운 외부 활동까지도 가능하게 한 것이다. 참으로 수소수의 효력은 알면 알수록 놀랍기 그지없다.

12) 50대 남성 K씨 잇몸 염증으로 인한 출혈이 치료됨

50대 남성 K씨는 10대 후반 사고로 앞니가 부러진 후 잇몸 상태가 좋지 않았고 대학 다닐 무렵부터 30여년이 넘도록 잇몸에서 지속적인 출혈이 있었다. 잇몸의 흐르는 피를 혀로 빨아서 뱉으면 종이컵 1/5가량이 찰 정도가 되기도 했다. 잇몸 출혈에 비타민 C가 좋다하여 비타민 복용도 꾸준히 했지만 진전되지 않았는데 수소수를 음용한 이후 대략 4개월 지난 시점에 잇몸 출혈이 전혀 없음을 인지하게 되었고 그 이후 1달이 더 지났으나 잇몸에서 더 이상 출혈이 재발하지 않았다고 한다.

- 수소수의 치료 메커니즘 (챗 GPT의 설명 참조) : K씨의 30년 넘는 잇몸 출혈은 단순히 비타민 부족이 아닌, 외상으로 시작된 만성 염증과 이로 인한 산화 스트레스가 핵심 원인일 것으로 추측된다. K씨의 경우, 10대 시절의 외상으로 잇몸 조직의 구조적 손상이 생겼고 이렇게 손상된 부위는 세균 감염과 염증에 더욱 취약해진다. 이 과정에서 면역 세포들은 세균을 죽이기 위해 활성산소를 대량으로 분비하는데 과도한 활성산소는 세균뿐만 아니라 정상적인 잇몸 세포, 콜라겐(잇몸 탄력 유지) 그리고 모세혈관 벽까지 손상시킨다. 이로 인해 아주 작은 자극에도 쉽게 출혈이 발생하게 된 것이며 이 때문에 비타민 C와 같은 일반적인 항산화제로는 이 강력하고 만성적인 악순환을 끊기에는 역부족이었다. 하지만 수소는 세포를 염증을 악화시키는 가장 유독한 활성산소를 선택적으로 찾아내 중화시킨다. 또 잇몸 출혈의 직접적 원인이었던 모세혈관 벽의 손상을 막아준다. 이같은 수소의 효능으로 손상된 잇몸의 모세혈관과 조직이 회복되므로 잇몸 출현이 멈춘 것이다. 이처럼 수소수의 치료 효능은 너무나도 놀랍다.

3) 수소수 연구 학자들의 수소수 치료 효능에 대한 확정적 증언

(1) 수소수는 10가지 치유 기능이 있다고 함[105]
(하야시 히데미쯔 박사, 수소수 연구 창시자)

① 활성산소를 제거한다.
② 변의 악취를 제거한다.
③ 악종 균을 선종 균으로 되돌린다.
④ 암세포의 증식 침윤 전이를 억제한다.
⑤ 당뇨병 1형의 인슐린 분비 기능을 회복시킨다.
⑥ 당뇨병 2형의 포도당 수용 능력을 회복시킨다.
⑦ 암세포를 정상 세포로 되돌린다.
⑧ 병원균을 비 병원균으로 되돌린다.
⑨ MRSA(패혈증을 일으키는 변종 세균)를 보통의 포도상구균으로 되돌린다.
⑩ VRE(항생제에도 저항하는 변종 세균)를 보통의 장구균으로 되돌린다.

수소수의 효능은 상상 이상으로 경이롭다. 수소수 연구 창시자 하야시 히데미쯔 박사가 제시한 10가지 치유 기능은 단순히 수소수가 건강에 도움이 된다는 말을 하는 것이 아니다. 말 그대로 '치유' 기능이다. 그 범위는 모든 질병의 원인이자 우리 일상의 삶을 무너뜨리는 눈에 보이지 않는 활성산소에서부터 시작해 암이라는 절망의 질병에 이르기까지 모든 것을 포괄한다.
이 같은 수소수의 치료 기능은 필자가 본서 첫 장에서부터 강조한 생명과 우주의 근본 원소인 수소의 신비로운 힘에서 비롯된다. 수소는 단순히 병원균을 무력화하고 염증을 줄이는 것을 넘어

---
105) 하야시 히데미쯔, [암 당뇨병은 수소 풍부소로 극복할 수 있다.] 103쪽

세포의 본래 기능을 회복시키고 생명의 활력을 되찾아준다. 참으로 수소수는 지금도 질병으로 무기력하고 고통스러운 삶을 살아가는 이들, 무엇보다 암이라는 끔찍한 절망의 현실 앞에서 낙담하는 이들에게 회복과 건강을 기대할 수 있게 한다. 이를 하야시 박사가 체험하였고 필자 자신도, 그리고 필자 주변의 여러 사람들이 입으로 간증하고 있다. 더 많은 사람들이 이를 체험하길 바란다. 수소수의 놀라운 효능이 알려져서 건강이 회복되며 질병이 근원부터 치료되며 암까지도 치유되는 기적이 더 많은 사람들에게 나타나게 되기를 간절히 열망한다.

(2) 만병을 수소 풍부수로 치료할 수 있음
(하야시 히데미쯔 박사, 수소수 연구 창시자)

첫째 만병의 원인은 활성산소에 의한 산화 작용 때문이다.
둘째 활성산소에 의한 산화 작용을 저지함으로써 만병을 예방 또는 치유할 수 있다.
셋째 활성산소에 의한 산화 작용을 저지하기 위해서 수소 풍부수를 마시면 효과적이다.

생물 존재의 원리가 우리에게 가르쳐 주고 있는 것은 우리 모두 본래는 심신이 건강한 존재로 태어나도록 만들어졌다는 것이다. 살아있는 모든 것들은 본래 건강해야 한다는 것이다. 그리고 이 생물 존재의 원리를 완전하게 만드는 것이 바로 수소 풍부수이다.[106]

---

106) 하야시 히데미쯔, [암 당뇨병은 수소 풍부수로 극복할 수 있다.] 106쪽

생물 존재의 원리를 태도로 하야시 박사가 주장하는 바는 매우 단순하지만, 지극히 정당하다. 그가 말한 대로 우리 모두는 본래 건강하게 태어나도록 만들어졌다. 살아있는 모든 것이 건강해야 한다는 이 근원적인 명제를 수소 풍부수가 현실로 만들어낸다. 만성질환과 암으로 고통받는 이들에게 수소 풍부수는 단순한 치유를 넘어 본래의 건강한 삶으로 되돌아갈 수 있는 놀라운 기회를 제공한다. 수소 풍부수에 담긴 생명의 비밀, 건강의 비밀이 질병 없는 삶, 회복된 삶을 기대하게 한다. 필자의 심장을 요동치게 하고 이를 힘써 전하겠다는 일념을 굳게 붙들게 한다.

(3) 수소수의 효능이라면 질병 치유는 아무것도 아니라 함
(일본 규슈대학교 시라하타 사네카타 교수)

> "물에서 생성된 활성 수소의 작용에 의해 발생했다는 활성 수소 생명의 기원설을 실증하기 위해 연구를 지속하고 있다. 생명을 탄생시킬 정도의 능력을 가진 수소라면 건강을 회복시키는 능력은 아무것도 아닐 것이다."

만병의 근원인 활성산소를 제거하고 세포의 본래 기능을 회복시키는 수소의 힘은 생명 현상 그 자체의 원리를 관통한다. 이미 생명을 가능케 한 원소가 질병 치유에 탁월한 능력을 갖는 것은 필연적이다. 그 정도로 수소수의 치료 능력은 확실하다.

(4) 수소수는 텔로미어 길이 감소를 억제하여 노화를 방지해 줌
(이규재 박사, 연세대학교 의대 교수)

> "텔로미어는 세포의 염색체 말단부가 풀어지지 않도록 보호하는

단백질 성분의 핵산 서열인데 세포가 한번 분열할 때마다 그 길이가 짧아지며 그에 따라 세포는 점차 노화하여 죽게 된다. 그런데 수소수를 섭취한 그룹에서는 텔로미어 길이가 감소되는 것을 억제한다는 것이다. **수소수는 건강은 물론 수명 연장에도 기여한다는 것이다.**"[107]

이규재 박사의 연구 결과는 수소수가 단순히 질병을 치유하는 것을 넘어 생명의 시간을 연장하는 경이로운 효능을 가졌음을 입증한다. 생명의 기원을 가진 수소가 생명을 건강하게 하고 생명의 연장 장수까지도 바라보게 한다는 것이다. 그렇다! 수소수는 이제 건강한 삶을 넘어 활력 넘치는 장수를 현실로 만드는 핵심 열쇠가 되고 있다. 질병 없는 삶을 넘어선 진정한 의미의 '생명 연장'을 기대하게 하는 수소수의 힘은 너무나도 위대하다. 놀랍고도 엄청나다.

(5) 수소수는 질병 없는 세계를 열어준다 함
(지은상 박사, 전 대통령 자문 실무 위원 환경부 한국 환경 기술진흥원 심사위원 경원대학교 겸임 교수)

"수소수는 질병 없는 세계이다. 우리가 질병에 걸리게 되는 것은 지상의 수소가 빠져나간 물에 생존을 맡기고 있다는 것이 최대의 원인이다. 즉 산화 우위의 환경에서 살아가고 있는 셈이다. 바꿔 말하면 앞으로 우리가 수소가 풍부한 물과 생존의 중요성을 연계한다면 병이 없는 세계를 구축하는 것도 결코 불가능한 것은 아니다라는 표현이 억지 같은 주장은 아닐 것이다."

---

[107] 2022년 10월 슬로바키아에서 열린 유럽 분자 수소 의학 연구 아카데미 컨퍼런스에서 "수소, 생명, 에너지" 이규재 연세대 의대 교수 발표 내용 - 고양신문 2024년 12월 3일 자 기사 중

지은상 박사의 "수소수는 질병 없는 세계이다"라는 선언은 수소를 모르는 이들, 오염된 물, 산화된 물만 생각하는 이들에게는 당혹스러운 주장으로 들릴 것이다. 하지만 그의 주장은 사실이며 확실한 근거를 갖고 있다. 수소가 풍부한 물, 거기 담겨진 기적의 메커니즘, 거기 담겨진 생명과 치유력을 깨닫고 이를 잘 활용한다면 '질병 없는 세계'는 충분히 현실로 구축할 수 있다고 확신한다.

본 단락에서 다룬 내용들, 지금껏 다룬 수많은 질병 치료 사례들은 수소수와 수소 의학, 수소수의 질병 치료 메커니즘이 얼마나 놀랍도록 확실한 것인지를 명확하게 확인시켜준다. 흔한 만성질환부터 고질적인 통증 문제, 암 환자에게 이르기까지 수소수는 증상과 통증을 현격하게 개선하는 기적 같은 효과를 나타내준다. 수소수는 일상의 가려움증부터 더 나아가 노화 현상까지도 지연시킨다. 참으로 수소, 수소수는 질병으로 무기력하고 고통받는 이들, 심지어 암과 같은 중병으로 절망하는 이들에게 새로운 희망과 삶의 활력을 불어넣어 주는 최고의 복음과도 같다.

그렇기에 필자는 다시금 다짐한다. 이를 할 수 있는 한 많은 이들에게 알리고 싶다. 그래서 그들 역시도 건강한 삶을 살게 하고 그들 중 질병을 가진 이들에게 수소수의 놀라운 치료의 체험을 안겨주고 싶다. 수소수의 항산화 효과와 그로 인한 질병 치료 메커니즘을 알리는 일, 사람들을 질병 없는 삶으로 초대하는 일을 위해 물질과 명예를 추구하지 않는 삶으로 필자의 남은 생애를 전력투구하고자 한다. 이것이 예수님 말씀하신 이웃 사랑의 실천이라 확신한다.

| 특주 5 | 소수 의학 질병 없는 삶, 성공 10계명 |

1 계명	매일 2~3리터 수소수를 마셔라.
	①건강한 사람은 2리터를 마셔라.
	②질병이 있다면 3리터를 마시라.
	③수소수는 부작용이 없다.

매일 마시는 2~3리터의 수소수는 어떤 부작용도 없이 매일 우리 몸 곳곳을 다니며 강력한 항산화, 항염증, 활성산소를 제거해준다. 건강한 사람은 일상적인 관리를 위해 2리터를, 질병이 있다면 적극적인 회복을 위해 3리터를 마시라!

2 계명	반드시 주방에 수소수기를 설치하라
	①수소수는 컵에 따라 즉시 마셔야 가장 효과가 좋다.
	②주방 싱크대 가까이 설치해야 얼굴 적시기에 용이하다.
	③쌀 채소 과일을 반드시 수소수로 세척하기 위함이다.

수소수기를 주방에 설치하는 것은 수소수 활용을 극대화하는 효과적인 방법이다. 휘발성이 강한 수소를 즉시 섭취하고 세안을 통한 피부 적용을 용이하게 하며, 식재료 세척으로 유해 물질을 중화하여 안전한 식생활을 돕는 데 필수 조건이다. (10분간 수소수에 담가둠)

3 계명	밖에서는 개인 휴대용 수소수기를 소지하라.
	①유리병이든 페트병이든 수소수의 수소가 급속도로 빠져나간다.
	②수소수기를 휴대하지 않으면 하루 2-3리터 목표를 이룰 수 없다.
	③수소수기를 휴대하지 않으면 다른 물을 마시게 된다.

수소의 휘발성을 잊지 말아야 한다. 개인 휴대용 수소수기는 외부 활동 중에도 수소수 섭취 목표를 달성하는 핵심이다. 다른 물이 아닌 수소수를 꾸준히 마시며 지속적인 항산화 효과를 유지하기 위해 반드시 휴대해야 한다.

4 계명	수소수 외에 다른 물을 마시지 말라
	①수소수 외 다른 물들은 음용수이다.
	②우리 몸 질병 치료수는 수소수 외에는 없다.
	③다른 물들과 함께 마시면 질병 치료 효과가 약해진다. (수돗물, 정수기 물, 생수, 알칼리수, 샘물, 탄산음료 등)

활성산소 제거 및 염증 억제 메커니즘은 수소수만이 가진 특별한 능력이다. 그러니 질병 치료를 위해서는 수소수만을 고집해야 한다. 다른 물과 혼합하여 마시면 수소수의 순도와 효능이 희석되어 치료 효과가 약해지거나 없어지게 된다.

5 계명	항산화제와 항산화 식품 위주로 식사하라
	①항산화제인 비타민 C, E 등은 적당량을 섭취한다.
	②항산화 식품은 채소 과일 견과류 채식 위주 식단을 지켜야 한다.
	③음식에 반드시 죽염을 사용하라.

수소수의 항산화 효과를 보완하고 시너지를 내기 위해 적정량의 비타민 C, E 등 항산화제와 채소, 과일 중심의 식단이 필수적이다. 죽염은 수소수만큼 탁월한 항산화 능력이 있으며 미네랄 보충을 도와 전반적인 신체 균형을 유지시켜준다. 그러니 반드시 죽염을 사용하라!

6 계명	변비와 변의 악취를 예방하라.
	①변비는 만병의 원인이 된다.
	②변의 악취 제거는 수소 의학의 핵심 이론이다.
	③수소수를 1개월 마시면 두 가지는 완전히 해결된다.

장 건강은 면역력과 직결된다. 변비와 변의 악취는 장 내 유해균 증식과 독소 축적의 신호다. 수소수는 장내 환경을 개선하고 활성산소를 제거하여 이러한 문제를 해결해준다. 이처럼 수소수는 우리 몸 건강의 기초부터 튼튼하게 해 준다.

7 계명	하루에 3회 이상 수소수로 얼굴을 적시라.
	①얼굴 주름, 색소 침착을 제거하고 피부 탄력을 갖게 해 준다.
	②콧속, 귓속, 눈 속, 입안까지도 수소수로 적시라.
	③피부 미백 효과, 탄력 유지, 잔주름 제거는 수소수가 가장 효과적이다.

수소수의 강력한 항산화 및 항염증 효과를 보고 있다. 그로 인해 주름, 색소 침착, 잔주름을 개선하고 피부 미백 및 탄력 유지에 탁월하다. 콧속, 귓속, 눈 속, 입안 등 민감한 부위를 소독해주며 질병 예방에도 유익하다.

8 계명	장 내 이상 발효가 생기지 않게 하라.
	①수돗물, 농약, 식품첨가제는 장 내 이상 발효의 핵심 원인이다.
	②육식과 인스턴트 식품과 냉장고 속 오래된 식품을 삼가라.
	③장 내 이상 발효는 활성산소 90%를 일으키며 유해균을 급증시킨다.

장 내 이상 발효는 활성산소의 주요 원인이며 유해균을 급증시켜 만성질환을 초래한다. 수돗물, 농약, 식품첨가물, 육식, 인스턴트 식품, 오래된 음식 등을 피하고 장내 환경을 건강하게 유지하는 것이 수소수 섭취의 효과를 극대화하는 길이다.

9 계명	채식 위주 식사와 운동을 꼭 실시하라
	①한국의 발효 식품 콩, 된장, 간장, 청국장, 김치류는 아주 좋은 항산화 식품이다.
	②운동은 걷기나 여러 운동을 선택하되 땀이 날 정도로 주 5회 30분 이상 실시해야 한다.
	③매일 집에서 아령 등으로 10분가량 근력 운동을 해야 건강을 지킬 수 있다.

수소수 섭취와 더불어 채식 위주 식단과 꾸준한 운동은 전반적인 건강 증진과 질병 예방에 필수적이다. 한국의 발효 식품처럼 천연 항산화제가 풍부한 식단을 유지하고 유산소 및 근력 운동을 통해 신체 기능을 활성화하며 활성산소 관리 능력을 강화해야 한다.

10 계명	수소 의학에 대한 전문 지식을 갖추라. 필자의 12권 수소 의학 저서 중 핵심 3권의 필독을 권한다.
	①암 정복 수소 의학 에센스 ②항산화 수소수 질병 치료 메커니즘 ③초능력 수소수 질병 없는 삶

아는 것이 힘이다. 건강을 지켜주며 질병을 치료하는 수소수의 의학적 메커니즘을 이해한다면 수소수를 마시지 않을래야 않을 수가 없다. 수소 의학에 대한 확실한 이해는 자신의 건강만 아니라 주변의 사랑하는 이들, 가족과 친지, 이웃을 사랑하는 최고의 지침을 제시해 준다.

이상 수소 의학 10계명은 질병 없는 삶, 건강한 삶, 활력 있는 삶을 위한 가장 확실하고 분명하며 효과적인 지침이다.

일상 속에서 꾸준히 수소수를 마시고 활용하라! 휴대용 수소수기로 어디서든 수소수기를 음용하라! 음식에든 세면에든 수소수를 사용하라! 수소수의 항산화 효과를 돕는 항산화 음식 위주로 식단을 세우라! 충분하고도 적절한 운동을 병행하라!

이상 실천은 질병을 예방하는 것을 넘어 건강한 삶, '질병 없는 삶'이란 꿈이 현실이 되게 할 것이다.

나가기
건강을 지키는 3가지 축
(❶산소 ❷영양소 ❸효소 : 수소수가 완전한 해답임)

① 수소수는 초능력이라 할 정도로 엄청난 능력이 있다.
② 수소수는 장점만 있다.
③ 수소수는 질병 예방과 치료에 탁월한 효소이다.

구분	1) 산소 (연료) (공기)	2) 영양소 (원료) (음식)	3) 효소 (치료) (❶우리 몸 ❷음식 ❸수소수)
(1) 종류	① 산소 ② 활성산소 ③ 공기 중 산소는 21%	① 단백질 ② 탄수화물 ③ 지방 ④ 비타민 ⑤ 미네랄	① 항산화 효소 (우리 몸) ② 항산화제 (음식) ③ 수소수 (물)
(2) 역할	① 호흡 호흡을 통해 들어온 산소는 혈액을 통해 온몸에 운반 - 생명 유지 ② 영양소 태움 (연료) ③ 좋은 활성산소가 바이러스 세균 제거	① 우리 몸 지탱 ② 우리 몸 에너지 (원료) ③ 에너지를 세포의 미토콘드리아에서 생성	① 독성 산소 제거 ② 질병 예방 (치료) ③ 장점만 있음 수소수는 최고의 항산화 효소임
(3) 문제점	① 독성 산소 발생 ② 우리 몸 공격 ③ 산화, 염증, 질병 죽음을 초래함	① 최후 독성 산소 발생 요인 ② 과식은 독성 산소를 급증시킴 ③ 부족과 과다도 독성 산소 발생 원인	① 항산화 효소는 20세 이후 감소 ② 항산화제는 최후 독성 산소 유발 ③ 천연수소수는 거의 사라짐 초능력임
참고	공기 중 산소 ① 깊은 산 속 21% ② 도시 산속 20% ③ 아파트 19% ④ 지하실 18%	① 소식이 필수 ② 과식 비만 독성 산소 원인 ③ 지나친 육식도 독성 산소 발생 원인	① 항산화제는 비타민 C 비타민 E 코엔자임 Q10 등 ② 수소수는 전기분해로 만들어짐 ③ 수소 가스 주입 수소수 음용, 목욕 등 건강에 큰 유익이 됨

1. 첫째 축 : 산소 (연료) (공기)

1) 종류

① 산소 : 우리 몸의 엔진을 작동시키는 '휘발유'와 비교된다.
② 활성산소 : 연료를 태울 때 발생하는 '매연'과 비교된다.
③ 공기 중 산소 : 주유소의 '휘발유 펌프'에 비교된다. 펌프의 압력이 높은 경우(산소 농도가 높음: 산의 숲속) 연료 주입이 원활하지만, 압력이 낮으면 (산소 농도가 낮음 : 도시 아파트 건물, 지하실 등) 연료 주입이 어려운 것에 비유할 수 있다.

2) 역할

① 호흡: '휘발유'를 차량 엔진에 공급하는 과정에 비유할 수 있다. 호흡을 통해 들어온 산소가 혈액을 통해 온몸에 운반되어 생명이 유지되는 것처럼 엔진을 통해 공급된 휘발유는 자동차가 운행되도록 필요한 에너지를 공급해준다.
② 영양소 태움 (연료): 휘발유를 태워 에너지를 얻는 과정과 비교된다.
③ 좋은 활성산소의 바이러스 세균 제거: 엔진을 청소하여 깨끗하게 유지시켜주는 '엔진 오일'에 비유할 수 있다.

3) 문제점

① 독성 산소 발생 : 휘발유를 태우는 중에 '매연'이 발생하고 엔진에 축적되어 마침내 엔진을 망가뜨리는 것에 비유할 수 있다.
② 우리 몸 공격 : '매연'이 엔진만 아니라 순차적으로 엔진 부품

등 자동차의 여러 부품을 부식시키는 것에 비교할 수 있다.
③ 산화, 염증, 질병, 죽음: 엔진이 약화되고 점차 망가지고 자동차의 여러 기능에 문제가 생겨 마지막에는 작동을 멈추는 것에 비교할 수 있다.

◆ 참고 사항 ◆

공기 중 산소는 환경에 따라 다르다.

① 깊은 산 속 21% ② 도시 산속 20% ③ 아파트 19% ④ 지하실 18%

앞서 다루었듯 공기 중 산소 농도는 '휘발유 펌프의 압력'과 비교된다. 펌프 압력이 낮을수록 연료 주입이 어렵다. 비유 상으론 단순 비교가 어렵지만 동일한 시간 내에 연료를 공급받는 양으로 연결하면 이해가 쉽다. 즉 1시간 동안 산에서 산소를 공급받으면 아파트나 지하실에서 동일한 시간 동안 공급받는 양보다 충분한 산소를 공급받게 된다. 그 반대도 마찬가지이다.

이를 자동차에 대입해보라! 제한된 시간에 연료를 공급받아야 하는데 충분한 연료를 공급받지 못한다면 시동이 걸리지 않거나 자동차 시동이 걸리더라도 불안정하게 작동하게 된다. 더 나아가 엔진에 필요한 연료가 부족해 가속이 어렵고 언덕길, 오르막길에서 힘이 부족해질 수 있다.
충분한 연료 공급이 자동차 운행에 필수적이듯 건강한 활동과 삶을 위해 충분한 산소 공급이 필수적이란 말이다.

2. 둘째 축: 영양소 (원료) (음식)

1) 종류

여기 제시된 5대 영양소인 단백질, 탄수화물, 지방, 비타민, 미네랄 등은 인체 건강을 유지하는 데 필수 재료들이며 다음과 같은 역할을 한다.

① 단백질: 근육, 피부, 머리카락 등 신체 조직을 만들고 유지하는 데 필수적이다.
② 탄수화물 : 우리 몸의 주요 에너지원으로 활동에 필요한 힘을 제공한다.
③ 지방: 체온 유지, 세포막 구성, 에너지 저장 등 다양한 역할을 한다.
④ 비타민: 신체 기능을 조절하고 다른 영양소의 활용을 돕는다.
⑤ 미네랄: 뼈, 치아, 혈액 등 신체 구성 성분이며, 신체 기능을 조절한다.

건강의 둘째 축인 '영양소'는 어떤 '건축물'을 견고하고 안전하게 조화롭게 짓고 유지하는 데 필요한 '필수 건축 자재 도구들'에 비교할 수 있다.

2) 역할

① 우리 몸 지탱: '필수 건축 자재 도구들'이 건축물의 여러 특징을 지탱하는 것과 비교된다. 단백질은 건축물의 뼈대에 비교되고 탄수화물과 지방은 에너지 공급 시스템과 비교되며 비타민 미네랄

은 건축물의 유지보수 시스템과 비교된다.
② 우리 몸 에너지 (원료): 때로 건축 자재를 태워 건축물에 필요한 에너지를 공급하는 것과 비교된다.
② 에너지를 세포의 미토콘드리아에서 생성함 : 건축물 내부의 '발전소'에서 건축물 내부의 사람들에게 필요한 에너지를 생산하는 것과 비교된다.

(3) 문제점

① 최후 독성 산소 발생 요인 : 필요한 에너지 생산을 위해 건축 자재를 태울 때 유해 가스가 발생하고 그을음이 생겨 건축물을 손상시키는 것과 비교된다.
② 과식은 독성 산소를 급증시킴: 너무 많은 연료를 태우면 유해 가스, 그을음이 과도하게 발생하여 건축물을 빠르게 부식시키고 손상시키는 것과 비교된다.
③ 부족과 과다도 독성 산소 발생 원인: 건축 자재가 부족하면 건축물이 무너지고 너무 많으면 건축물이 변형되어 제 기능을 못 하는 것과 비교된다.

◆ 참고 사항 ◆

① 건강을 위해 '소식'은 필수적이다. 이는 물론 적절한 영양소를 섭취한다는 것을 전제로 한다. 이러한 식습관은 '적절한 자재 관리'에 비교된다.
② '과식 비만'은 '과도한 자재 소비' 즉 '낭비'와 비교된다.
③ '지나친 육식'은 '특정 자재 편중 사용'과 비교된다.

3. 셋째 축: 효소 (치료)
(❶우리 몸 ❷음식 ❸수소수)

1) 종류

① 항산화 효소 (우리 몸): 우리 몸의 '자체 청소 시스템'과 비교된다. (활성산소 제거)
② 항산화제 (음식): 외부에서 들여오는 '청소 도구'와 비교된다. (활성산소 제거 도움)
③ 수소수 (물): 강력한 '만능 세척제'와 비교할 수 있다. (활성산소 제거)

2) 역할

① 독성 산소 제거: 자동차 내부의 '매연'을 제거하는 것과 비교할 수 있다.
② 질병 예방 (치료): 자동차의 핵심인 '엔진'을 보호하거나(예방) 문제가 생긴 엔진을 수리하는 것(치료)과 비교할 수 있다.
③ 장점만 있음 (수소수): 수소수는 앞서 '만능 세척제'에 비교하였다. 이는 자동차 내부의 모든 종류의 '매연'을 제거하고 '엔진'을 완벽하게 보호하는 만능의 물질 혹은 장비에 비교할 수 있다.

3) 문제점

① 우리 몸 항산화 효소는 20세 이후 감소 : 앞서 우리 몸 항산화

효소를 '자체 청소 시스템'에 비교하였다. 20세 이후 감소는 그 시스템이 노후화되고 부식되어 자체 성능이 저하되는 것과 비교할 수 있다.

② 항산화제는 최후 독성 산소 유발: 앞서 항산화제를 '외부 청소 도구'에 비교하였는데 이는 일부 청소 도구가 매연을 완전히 제거하지 못하고 도리어 청소 도구 자체에서 빠져나온 이물질이 찌꺼기 등 문제를 일으키는 것과 비교된다.

③ 천연수소수는 거의 사라짐, 초능력임: 이는 '만능 세척제'는 구할 수 없지만, 효과는 비할 나위 없이 엄청나게 탁월하다는 의미로 비교할 수 있다. 그러나 전기분해 수소수는 천연수소수보다 용존 수소 함량(ppb) 월등하게 높다.

◆ 참고 사항 ◆

항산화제로 널리 알려진 비타민 C, 비타민 E, 코엔자임 Q10 등은 앞서 다룬 내용을 감안하면 더럽혀진 것, 인체 내 병을 유발하는 유해 물질을 깨끗하게 씻어주는 '청소 도구'로 비교할 수 있다. 반면 수소수는 '전기분해'라는 특별한 방법으로 만들어진 것으로 다른 모든 항산화제와 비할 수 없을 정도의 탁월한 성능을 가진 '만능 세척제'에 비교할 수 있다.

수소 가스 주입, 수소수 음용, 목욕 등은 '만능 세척'을 통해 '엔진'을 최상의 상태로 유지하는 것과 비교된다.[108]

---

108) 이 같은 수소의 특별성에 대해서는 오타 시게오 박사가 생화학, 생물물리학, 분자생물학 분야에서 세계적으로 권위 있는 학술지 중 하나인 BBA(생화학과 생물물리학 논문집 - Biochimica et Biophysica Acta)에 2012년 게재한 "새로운 항산화제로서의 분자 수소(Molecular hydrogen as a novel antioxidant)"의 내용을 기초로 정리하였다.

이제 수소수는 전기분해 환원수로 일상에서 쉽게 접할 수 있게 되었다. 그러나 참으로 수소수는 놀랍고도 신비한 효능을 가지고 있다. 우주의 최초의 원소이면서 지금도 우주의 75%를 차지하는 놀라운 물질, 원소 주기율표의 원자 번호 1번에 자리한 물질, 생명과 우주의 근본을 이해하는 열쇠로 여겨지는 수소는 일상에서 만난다 해도 너무나 신비롭고 특별하다.

성경은 만물 가운데 하나님의 영원하신 능력과 신성이 분명히 보여 알려졌다고 기록한다. 이를 참으로 만물 가운데 확인하게 된다. 특별히 수소는 더욱 그렇다. 수소의 특별성, 수소수의 놀랍고도 위대한 효능, 거기에는 초능력의 세계, 하나님의 능력과 신성의 세계, 그리고 신적 특이점(싱귤래리티)의 비밀이 담겨 있다고 확신한다.

수소수에 담겨진 이 같은 신비가 질병 없는 삶을 가능하게 한다. 하나님께서는 출애굽기 23장 25절 말씀에서 "네 하나님 여호와를 섬기라 그리하면 여호와가 너희의 양식과 물에 복을 내리고 너희 중에서 병을 제하리니"라고 약속하셨다. 양식은 항산화 식품이며 물은 수소수이다.

지금껏 다루었듯 수소수 질병 치료 메커니즘은 의심할 나위조차 없을 정도로 확실하다. 이를 많은 사람들이 알게 되고 이를 그대로 믿고 삶에 실천한다면 '병을 제하리라' 하신 약속, 질병 없는 건강한 삶의 축복이 현실이 될 것이라 확신한다.

부 록

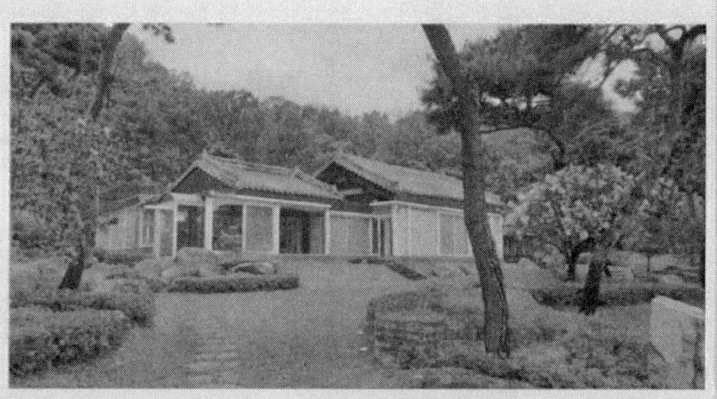

흰돌 국제 선교센터 핵심 사역 안내

一. 수소수 건강 학교 (1년 과정 : 12권)

二. 흰돌 포털(www.hindol.com)

三. 흰돌 선교 TV(유튜브 방송)
　흰돌 삼위일체 교회 인터넷 예배

전인 구원 - 전인 치료 질병 없는 삶을 꿈꾸는
一. 수소수 건강 학교 (1년 과정 12권)

"23 평강의 하나님이 친히 너희를 온전히 거룩하게 하시고 또 너희의 온 영과 혼과 몸이 우리 주 예수 그리스도께서 강림하실 때에 흠 없게 보전되기를 원하노라 24 너희를 부르시는 이는 미쁘시니 그가 또한 이루시리라"(살전5:23-24)

1월	성경적 치유 신학
2월	암 정복 수소 의학 에센스
3월	항산화 수소수 질병 치료 메커니즘
4월	초능력 수소수 질병 없는 삶
5월	항산화 물과 건강
6월	인산 의학과 죽염
7월	항산화 소금과 건강
8월	항산화 음식과 건강
9월	항산화 1일 2식과 건강
10월	항산화 금식과 건강
11월	항산화 산 공기 운동와 건강
12월	성경적 전인 치유 실제

수소 의학 교재 별도 준비
위 12권 핵심 축소
①교사용 12권 ②제자용 12권

흰돌 수소 의학 건강 연구소 수소수 상담	
담당자 전화	02-2202-7878

二. 흰돌 포털 안내

1. 삼위일체 과학신학
 (21세기 아시아 한국신학)
 1) 총저서 1,130권
 2) 삼위일체 통합전집 200권
 3) 삼위일체 과학신학 대표저서 40권
 4) 삼위일체 평신도 제자훈련 33권
 5) 총 대표저서
    삼위일체 본질 실재론 대통일장 3권

2. 흰돌 설교학교

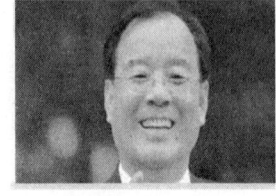

3. 흰돌 설교 은행

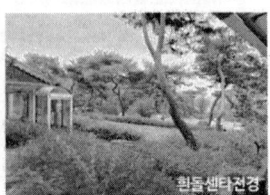

4. 흰돌 상징주의 해석 연구소

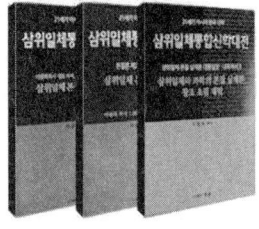
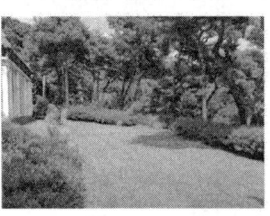

5. 흰돌 계시록 종말론 연구소

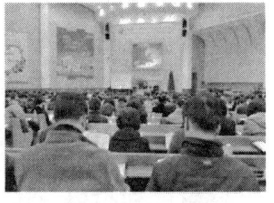

6. 흰돌 삼위일체 과학 연구소

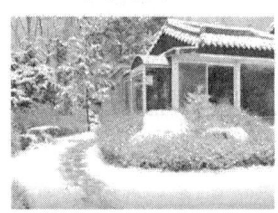

7. 흰돌 수소의학 연구소

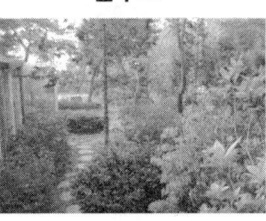

8. 흰돌 한국 상고사 연구소

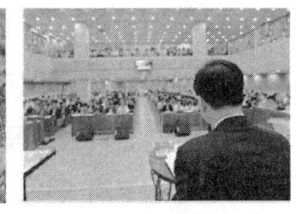

9. 흰돌 선교 TV

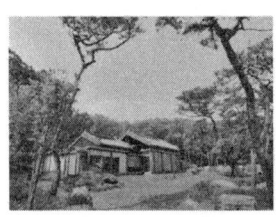

10. 흰돌 삼위일체 교회

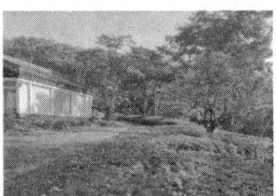

흰돌선교센터 종합관

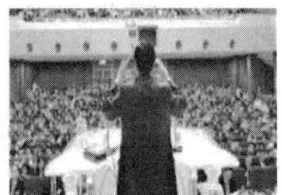

흰돌 포털 인터넷 주소 : www.hindol.com

三. 흰돌 선교 TV(유튜브 방송), 인터넷 예배 안내

1	흰돌선교 TV - 구속사	2	흰돌선교 TV - 한국 상고사
3	흰돌선교 TV - 수소수 건강	4	흰돌선교 TV - 계시록
5	흰돌선교 TV - 과학신학	6	흰돌선교 TV - 기독교와 양자역학
7	흰돌선교 TV - 엔트로피	8	흰돌선교 TV - 흰돌국제학술대회

시청 방법 안내

❶ 유튜브 접속 (WWW.YOUTUBE.COM)
❷ 위 채널 이름으로 검색
❸ 구독 – 좋아요 – 알람 설정하시면 더 편리하게 이용 가능하십니다.

요일	예배 방송 내용
주일 - 월	구속사 설교(고후3:13-18)
화 요 일	수소수 건강 설교(요5:2-4)
수 요 일	계시록 종말론 설교(계3:20-21)
목 요 일	삼위일체 과학 설교(단12:4)
금 - 토	기독교 양자역학 설교(요1:1-4)

예배 참석 방법 안내

1. 흰돌선교센터로 문의하시면 방송 참여 링크를 보내드립니다.
   전화 : 02-2202-7878

2. 흰돌 인터넷 카페를 직접 접속하셔서 참여하실 수도 있습니다.
   웹 페이지 주소 : https://cafe.daum.net/hindol1004/cat6/

3. 흰돌 단톡방에 참여하시면 매일 새벽 예배 안내 메시지를 카톡으로 보내드립니다.

**항산화 수소수
질병 치료 메커니즘**

초판 인쇄 2025년 6월 23일
초판 발행 2025년 6월 23일

지은이 | 이광복
발행인 | 이광복
발행처 | 도서출판 흰돌

주소 | 경기도 구리시 아차산로 117번길 84(워커힐 부근)
- 전인구원 전인치유 질병 없는 세상을 꿈꾸는 흰돌 수소 의학 건강 연구소 -

전화 | (02) 2202-7878
팩스 | (02) 488-4092

www.hindol.com

가격 23,000원
ISBN 979-11-992729-1-0

¤ 무단으로 북제하거나 내용의 일부를 인용・발췌하는 것을 금합니다.
¤ 잘못된 책은 바꾸어 드립니다.